Diabetiker-Kochbuch für Einsteiger

"Diabetes Typ 2: Einfache Rezepte für Anfänger - Gesund genießen leicht gemacht!"

Karl Fischer

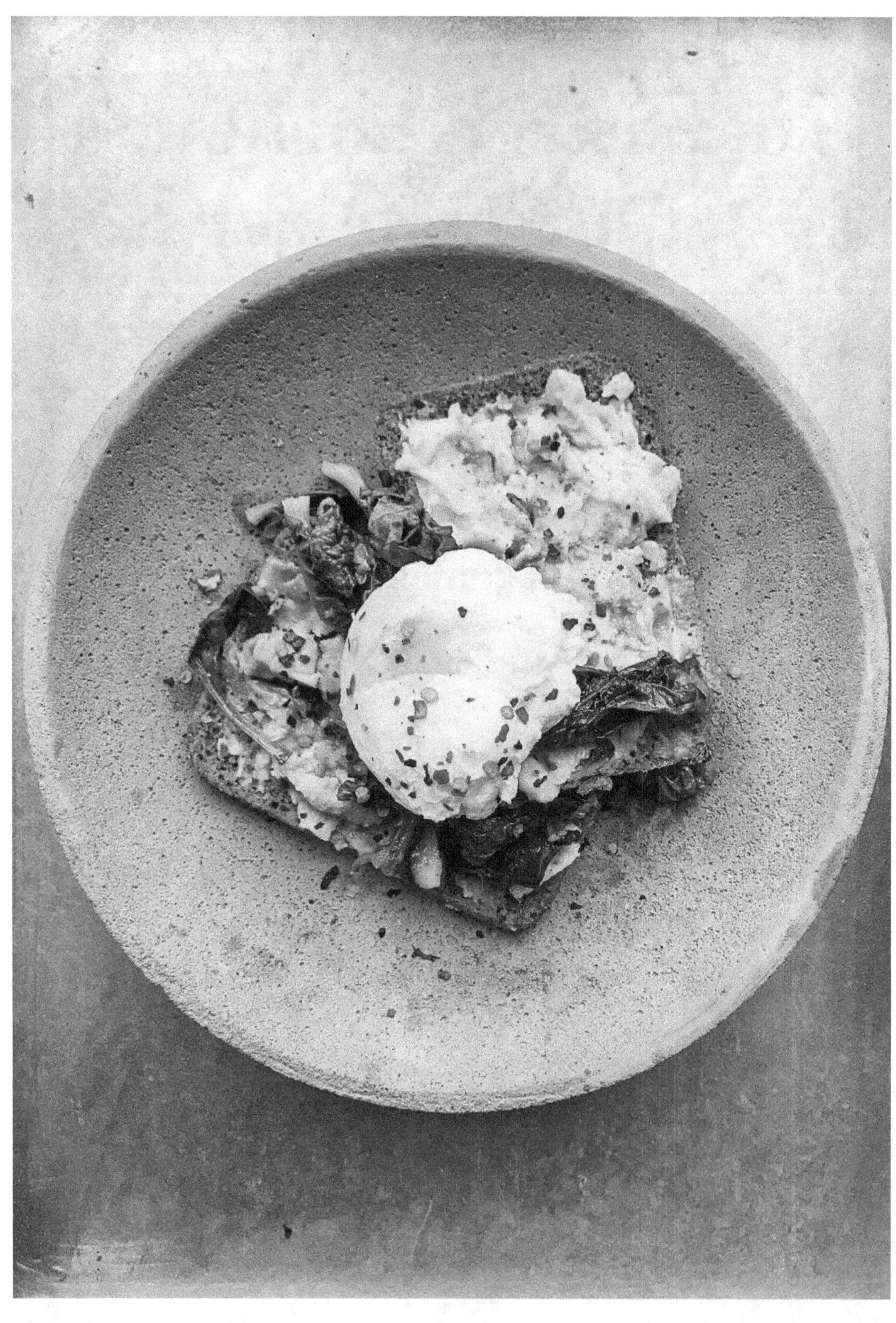

Karl Fischer - Edition 2024@ Copyright:

Alle Rechte vorbehalten. Dieses Werk und alle Inhalte darin sind durch internationale Urheberrechte und andere geistige Eigentumsrechte geschützt. Jegliche Vervielfältigung, Verbreitung, öffentliche Aufführung oder Modifikation des gesamten Werkes oder von Teilen davon ohne schriftliche Genehmigung des Autors ist strengstens untersagt.

Disclaimer - Medizinische Ratschläge:

Die in diesem Buch enthaltenen Informationen dienen ausschließlich zu Informationszwecken und stellen keine medizinische Beratung oder Behandlung dar. Die Autorin ist keine medizinische Fachkraft, und die in diesem Buch vorgestellten Informationen sollten nicht als Ersatz für professionelle medizinische Beratung oder Behandlung angesehen werden.

Inhalt

Einleitung

Herzlich willkommen zu unserem Kochbuch über Typ-2-Diabetes. Diese Erkrankung betrifft Millionen von Menschen weltweit und stellt eine bedeutende Herausforderung für die Gesundheit und das Wohlbefinden dar. Typ-2-Diabetes, oft auch als "Altersdiabetes" bezeichnet, betrifft jedoch nicht nur ältere Menschen, sondern kann in jedem Lebensalter auftreten, und die Anzahl der Betroffenen nimmt stetig zu.

In diesem Kochbuch möchten wir Ihnen nicht nur Rezepte und Ernährungstipps bieten, sondern auch ein umfassendes Verständnis für die Bedeutung einer gesunden Lebensweise bei der Bewältigung von Typ-2-Diabetes vermitteln. Wir verstehen, dass die Diagnose einer chronischen Krankheit wie Diabetes eine Vielzahl von Emotionen und Herausforderungen mit sich bringt. Deshalb ist es unser Ziel, Sie dabei zu unterstützen, Ihren Lebensstil anzupassen, Ihre Gesundheit zu verbessern und ein erfülltes Leben trotz Diabetes zu führen.

Wir werden gemeinsam durch die alltäglichen Probleme von Diabetes-Betroffenen navigieren, die Lebensmittel identifizieren, die vermieden werden sollten, und diejenigen, die der Störung entgegenwirken. Darüber hinaus werden wir die neuesten Statistiken über den Anteil von Diabetikern in Deutschland betrachten, die Auslöser und Entwicklung von Typ-2-Diabetes untersuchen und praktische Werkzeuge und Kontrollmethoden zur Bewältigung der Krankheit vorstellen.

Die Einstellung und Mentalität spielen ebenfalls eine entscheidende Rolle im Umgang mit Typ-2-Diabetes. Daher werden wir Strategien für die Entwicklung einer positiven Einstellung und den Umgang mit Stress und negativen Gedanken diskutieren.

Wir hoffen, dass dieses Kochbuch nicht nur eine Quelle der Information, sondern auch eine Quelle der Inspiration für Sie sein wird. Zusammen können wir die Herausforderungen von Typ-2-Diabetes angehen und einen gesünderen, glücklicheren Lebensstil erreichen. Lassen Sie uns gemeinsam diesen Weg zu einer besseren Gesundheit und einem erfüllten Leben beginnen.

Wir werden uns auch damit befassen, wie Sie sich außerhalb Ihres Zuhauses zurechtfinden können, sei es beim Essen in Restaurants oder bei gesellschaftlichen Anlässen. Denn wir verstehen, dass das Leben mit Typ-2-Diabetes nicht nur zu Hause, sondern auch unterwegs Herausforderungen mit sich bringt, die bewältigt werden müssen.

Durch die Zusammenstellung dieses Kochbuchs möchten wir eine Gemeinschaft schaffen, in der sich Menschen mit Typ-2-Diabetes unterstützen und gegenseitig inspirieren können. Wir glauben fest daran, dass eine positive Einstellung, fundiertes Wissen und eine gesunde Ernährung die Eckpfeiler eines erfolgreichen Umgangs mit dieser Krankheit sind.

Wir laden Sie ein, diese Reise mit uns anzutreten und die Vielfalt der köstlichen, nährstoffreichen Gerichte zu entdecken, die Ihren Blutzuckerspiegel stabil halten und gleichzeitig Ihren Gaumen verwöhnen. Mit den richtigen Informationen, Werkzeugen und einer unterstützenden Gemeinschaft können Sie Typ-2-Diabetes erfolgreich managen und ein erfülltes, gesundes Leben führen.

Wir danken Ihnen für Ihr Vertrauen und Ihre Entschlossenheit, Ihre Gesundheit in die Hand zu nehmen. Gemeinsam werden wir die Herausforderungen von Typ-2-Diabetes überwinden und zu einem glücklicheren, gesünderen Leben gelangen.

Einführung in Typ-2-Diabetes

Typ-2-Diabetes ist eine chronische Stoffwechselerkrankung, die durch eine Insulinresistenz gekennzeichnet ist, was bedeutet, dass die Zellen des Körpers nicht mehr effektiv auf Insulin reagieren. Dies führt zu einem Anstieg des Blutzuckerspiegels, was langfristig zu schwerwiegenden Gesundheitsproblemen führen kann, darunter Herz-Kreislauf-Erkrankungen, Nierenschäden, Sehprobleme und neuropathische Schäden.

Im Gegensatz zu Typ-1-Diabetes, der oft in jungen Jahren auftritt und eine autoimmune Reaktion des Körpers gegen die Insulin produzierenden Zellen der Bauchspeicheldrüse beinhaltet, entwickelt sich Typ-2-Diabetes in der Regel im Erwachsenenalter und ist eng mit dem Lebensstil verbunden. Übergewicht, Bewegungsmangel und ungesunde Ernährung gelten als Hauptfaktoren für die Entstehung von Typ-2-Diabetes, obwohl auch genetische Veranlagungen eine Rolle spielen können.

Die Prävalenz von Typ-2-Diabetes nimmt weltweit zu und stellt eine erhebliche Belastung für das Gesundheitssystem dar. In Deutschland allein sind Millionen von Menschen von dieser Erkrankung betroffen, und die Zahlen steigen kontinuierlich an. Dies ist alarmierend, da Typ-2-Diabetes nicht nur die Lebensqualität der Betroffenen beeinträchtigt, sondern auch erhebliche wirtschaftliche Kosten verursacht.

Es ist jedoch wichtig zu betonen, dass Typ-2-Diabetes in vielen Fällen durch eine gesunde Lebensweise und eine angemessene medizinische Betreuung kontrolliert werden kann. Durch eine Kombination aus ausgewogener Ernährung, regelmäßiger körperlicher Aktivität, Gewichtsmanagement und gegebenenfalls medikamentöser Therapie können die Symptome kontrolliert und das Risiko von Komplikationen verringert werden.

In diesem Kochbuch werden wir uns darauf konzentrieren, wie Sie durch eine gesunde Ernährung Ihren Blutzuckerspiegel stabilisieren und Ihre Gesundheit verbessern können. Wir werden praktische Tipps, köstliche Rezepte und wissenschaftlich fundierte Informationen bereitstellen, um Ihnen dabei zu helfen, Ihren Alltag mit Typ-2-Diabetes besser zu bewältigen und ein erfülltes Leben zu führen.

Ziel des Kochbuchs

Das Ziel dieses Kochbuchs ist es, Menschen mit Typ-2-Diabetes dabei zu unterstützen, ihre Ernährungsgewohnheiten zu verbessern, ihren Blutzuckerspiegel zu stabilisieren und ihre allgemeine Gesundheit zu fördern. Wir möchten eine umfassende Ressource bieten, die nicht nur Rezepte enthält, sondern auch praktische Ratschläge, wissenschaftlich fundierte Informationen und motivierende Anleitungen für einen gesunden Lebensstil.

Unser Ziel ist es, die Leser zu befähigen, bewusste Entscheidungen über ihre Ernährung zu treffen und die Bedeutung einer ausgewogenen Ernährung im Umgang mit Typ-2-Diabetes zu verstehen. Wir möchten dazu ermutigen, dass die Zubereitung von Mahlzeiten zu Hause nicht nur einfach und köstlich sein kann, sondern auch eine wirksame Möglichkeit darstellt, den Blutzuckerspiegel zu kontrollieren und die Symptome der Krankheit zu managen.

Wichtige Punkte zur Beachtung

Es gibt einige wichtige Punkte, die bei der Bewältigung von Typ-2-Diabetes beachtet werden müssen. Zuallererst ist es entscheidend, die Bedeutung einer gesunden Ernährung zu verstehen und umzusetzen. Dies bedeutet, sich auf nährstoffreiche Lebensmittel zu konzentrieren, die den

Blutzuckerspiegel stabil halten und gleichzeitig den Körper mit den notwendigen Vitaminen und Mineralstoffen versorgen.

Darüber hinaus ist regelmäßige körperliche Aktivität ein wesentlicher Bestandteil eines gesunden Lebensstils für Menschen mit Typ-2-Diabetes. Bewegung trägt dazu bei, den Blutzuckerspiegel zu senken, das Gewicht zu kontrollieren, die Insulinempfindlichkeit zu verbessern und das Risiko von Herz-Kreislauf-Erkrankungen zu reduzieren.

Die regelmäßige Überwachung des Blutzuckerspiegels ist ebenfalls unerlässlich, um die Krankheit effektiv zu managen. Durch die Aufzeichnung von Blutzuckerwerten und die Verfolgung von Trends können Betroffene und ihre Ärzte besser einschätzen, wie sich Lebensstiländerungen und Medikamente auf den Blutzuckerspiegel auswirken.

Neben Ernährung, Bewegung und Blutzuckerkontrolle ist es wichtig, regelmäßige ärztliche Untersuchungen wahrzunehmen und mit dem medizinischen Fachpersonal zusammenzuarbeicten, um die bestmögliche Behandlung zu erhalten. Die Einhaltung von Medikationsplänen und die offene Kommunikation über eventuelle Probleme oder Bedenken sind entscheidend für eine erfolgreiche Bewältigung von Typ-2-Diabetes.

Schließlich sollten Menschen mit Typ-2-Diabetes auch auf ihre psychische Gesundheit achten und Unterstützung suchen, wenn sie sich überfordert odcr überwältigt fühlen. Die Krankheitsbewältigung kann emotional belastend sein, und es ist wichtig, sich selbst zu erlauben, Hilfe anzunehmen und sich mit anderen Menschen auszutauschen, die ähnliche Erfahrungen machen.

Alltägliche Probleme von Diabetes-Betroffenen

Diabetes-Betroffene stehen im Alltag vor einer Vielzahl von Herausforderungen, die ihr tägliches Leben beeinflussen. Eine der Hauptprobleme ist die Notwendigkeit, ständig den Blutzuckerspiegel im Auge zu behalten und darauf zu achten, dass er sich innerhalb eines gesunden Bereichs bewegt. Dies erfordert regelmäßige Messungen und die Anpassung von Ernährung und Medikation entsprechend. Darüber hinaus können Schwankungen im Blutzuckerspiegel zu Symptomen wie Müdigkeit, Schwindel und Konzentrationsschwierigkeiten führen, was die täglichen Aktivitäten beeinträchtigen kann. Die Planung von Mahlzeiten und Snacks, die den Blutzuckerspiegel stabilisieren, sowie die Bereitstellung von Notfallplänen für unerwartete Situationen sind daher wichtige Aspekte des Alltagsmanagements für Diabetes-Betroffene. Soziale und emotionale Belastungen können ebenfalls eine Rolle spielen, da die Diagnose und das Management von Diabetes oft mit Ängsten, Stigmatisierung und Einschränkungen verbunden sind. Es ist wichtig, Unterstützung von Familie, Freunden und Gesundheitsdienstleistern zu erhalten, um diese Herausforderungen erfolgreich zu bewältigen und ein positives Lebensgefühl zu bewahren.

Einschränkungen im Alltag

Menschen mit Diabetes erleben eine Reihe von Einschränkungen im Alltag, die sich auf verschiedene Aspekte ihres Lebens auswirken können. Eine der wesentlichen Einschränkungen betrifft die Ernährung, da sie darauf achten müssen, bestimmte Lebensmittel zu vermeiden, die den Blutzuckerspiegel schnell ansteigen lassen können. Dies erfordert eine sorgfältige Planung von Mahlzeiten und Snacks sowie eine genaue Kenntnis der Nährstoffzusammensetzung von Lebensmitteln. Darüber hinaus kann die Notwendigkeit, regelmäßig Medikamente einzunehmen oder Insulin zu spritzen, den Alltag beeinträchtigen und erfordert eine gewisse Routine und Disziplin. Menschen mit Diabetes müssen auch auf ihre körperliche

Aktivität achten, da Bewegung einen direkten Einfluss auf den Blutzuckerspiegel hat und sowohl Überanstrengung als auch Inaktivität vermieden werden müssen. Die Notwendigkeit, regelmäßige ärztliche Untersuchungen und Kontrollen wahrzunehmen, kann ebenfalls Einschränkungen im Alltag mit sich bringen, da Termine geplant und möglicherweise andere Verpflichtungen umorganisiert werden müssen. Trotz dieser Einschränkungen ist es wichtig zu betonen, dass mit einer guten Selbstverwaltung und einer positiven Einstellung ein erfülltes Leben mit Diabetes möglich ist.

Um die Herausforderungen im Alltag für Menschen mit Diabetes zu bewältigen, gibt es verschiedene Lösungsansätze. Eine Möglichkeit besteht darin, einen individuellen Ernährungsplan zu entwickeln, der auf die Bedürfnisse des Einzelnen zugeschnitten ist und eine ausgewogene Ernährung mit niedrigem glykämischen Index betont. Dies kann durch die Beratung mit einem Ernährungsberater oder Diabetesfachkraft erreicht werden. Darüber hinaus können regelmäßige körperliche Aktivität und Bewegung in den Alltag integriert werden, um den Blutzuckerspiegel zu stabilisieren und die Insulinempfindlichkeit zu verbessern. Dies kann durch Spaziergänge, Radfahren, Schwimmen oder andere Aktivitäten erfolgen, die Freude bereiten und leicht in den Tagesablauf einzubinden sind. Die Einhaltung eines Medikationsplans und die regelmäßige Überwachung des Blutzuckerspiegels sind ebenfalls entscheidend, um Komplikationen zu vermeiden und die Krankheit effektiv zu managen. Dies erfordert eine gute Organisation und die Nutzung von Erinnerungs- oder Überwachungs-Apps, um den Überblick über Medikamente und Messungen zu behalten. Schließlich kann der Austausch mit anderen Menschen mit Diabetes in Selbsthilfegruppen oder Online-Foren eine wertvolle Unterstützung bieten und dabei helfen, Erfahrungen auszutauschen und gemeinsam Lösungen zu finden. Durch die Kombination dieser Strategien können Menschen mit Diabetes ihren Alltag besser bewältigen und ein aktives, erfülltes Leben führen.

Emotionale Belastungen

Emotionale Belastungen können eine bedeutende Herausforderung für Menschen mit Diabetes darstellen. Die Diagnose und das Management der Krankheit können zu Ängsten, Stress und Frustration führen, da sich Betroffene möglicherweise überwältigt fühlen und sich Sorgen um ihre Gesundheit und ihre Zukunft machen. Das Gefühl der Stigmatisierung oder des Andersseins aufgrund der Krankheit kann ebenfalls belastend sein und das Selbstwertgefühl beeinträchtigen. Darüber hinaus können die täglichen Anforderungen im Zusammenhang mit der Diabetesbehandlung zu Überlastung und Erschöpfung führen, insbesondere wenn sie mit anderen Verpflichtungen wie Arbeit, Familie und sozialen Aktivitäten kombiniert werden müssen.

Um mit den emotionalen Belastungen umzugehen, ist es wichtig, Unterstützung und Hilfe anzunehmen. Dies kann durch den Austausch mit Familienmitgliedern, Freunden oder anderen Menschen mit Diabetes erfolgen, die ähnliche Erfahrungen gemacht haben. Professionelle Hilfe in Form von Gesprächstherapie oder psychologischer Beratung kann ebenfalls hilfreich sein, um Bewältigungsstrategien zu entwickeln und negative Gedankenmuster zu durchbrechen. Die Praxis von Stressbewältigungstechniken wie Meditation, Atemübungen oder Entspannungstechniken kann dazu beitragen, den Stresspegel zu senken und das emotionale Wohlbefinden zu verbessern. Darüber hinaus kann die Teilnahme an Unterstützungsgruppen oder Selbsthilfegruppen eine Gelegenheit bieten, sich mit anderen Betroffenen zu vernetzen und gegenseitige Unterstützung zu erfahren. Indem sie auf ihre emotionalen Bedürfnisse achten und entsprechende Unterstützung suchen, können Menschen mit Diabetes lernen, mit den Herausforderungen umzugehen und ein positives Lebensgefühl zu bewahren.

Verbotene Lebensmittel

Verbotene Lebensmittel sind ein wichtiger Aspekt der Ernährungsumstellung für Menschen mit Diabetes. Es ist wichtig, Lebensmittel zu vermeiden, die den Blutzuckerspiegel schnell ansteigen lassen und somit das Risiko von Komplikationen erhöhen können. Dazu gehören in erster Linie Lebensmittel mit einem hohen glykämischen Index, wie zuckerhaltige Snacks, Süßigkeiten, Limonaden und andere zuckerhaltige Getränke. Verarbeitete Lebensmittel, die reich an versteckten Zuckerquellen und raffinierten Kohlenhydraten sind, sollten ebenfalls vermieden werden, da sie den Blutzuckerspiegel schnell erhöhen können. Alkoholische Getränke sind ein weiteres Tabu, da sie nicht nur den Blutzuckerspiegel beeinflussen, sondern auch das Risiko von Hypoglykämie erhöhen können.

Um mit den verbotenen Lebensmitteln umzugehen, ist es wichtig, Alternativen zu finden, die dennoch köstlich und befriedigend sind. Dies kann durch die Auswahl von natürlichen Süßstoffen wie Stevia oder Erythritol erfolgen, die den Blutzuckerspiegel weniger stark beeinflussen als herkömmlicher Zucker. Die Zubereitung von Mahlzeiten und Snacks zu Hause mit frischen, unverarbeiteten Zutaten ermöglicht es auch, den Zuckergehalt zu kontrollieren und gesunde Entscheidungen zu treffen. Darüber hinaus kann die Entwicklung eines Bewusstseins für die Nährstoffzusammensetzung von Lebensmitteln helfen, verbotene Lebensmittel zu identifizieren und zu vermeiden. Durch die Einbindung von gesunden Lebensmitteln mit niedrigem glykämischen Index in den Speiseplan können Menschen mit Diabetes dennoch eine vielfältige und schmackhafte Ernährung genießen, während sie ihren Blutzuckerspiegel unter Kontrolle halten.

Hier ist eine Liste der wichtigsten verbotenen Lebensmittel für Typ-2-Diabetes:

1. Zuckerhaltige Getränke wie Limonaden, Energy-Drinks und gesüßte Fruchtsäfte
2. Süßigkeiten und Desserts wie Schokolade, Kuchen, Kekse und Eiscreme
3. Weißbrot und andere Lebensmittel aus raffiniertem Mehl wie Croissants, Bagels und Muffins
4. Verarbeitete Lebensmittel mit hohem Zuckergehalt und versteckten Zuckerquellen wie Fertiggerichte, Fast Food und Snacks
5. Alkoholische Getränke, insbesondere solche mit hohem Zucker- oder Kohlenhydratgehalt wie Bier, süße Liköre und Cocktails
6. Gesüßte Müslis und Frühstücksflocken
7. Süße Saucen und Dressings wie BBQ-Sauce, Ketchup und süße Salatdressings
8. Trockenfrüchte und kandierte Früchte, die einen hohen Zuckergehalt haben
9. Frittierte Lebensmittel und Chips
10. Instantnudeln und aromatisierte Reisgerichte
11. Honig, Ahornsirup und andere natürliche Süßstoffe mit hohem Zuckergehalt
12. Gebäck und Süßwaren mit hohem Fett- und Zuckergehalt wie Donuts und Gebäckteilchen
13. Soft-Eis und süße Joghurts mit zugesetztem Zucker
14. Konservenfrüchte in Sirup
15. Zuckerhaltige Frühstücksriegel und Snackriegel
16. Süßwaren mit zugesetzten Zuckeralkoholen wie Sorbit, Mannitol und Xylit
17. Cerealien mit hohem Zucker- und Kohlenhydratgehalt
18. Süße Tees und aromatisierte Kaffees mit zugesetztem Zucker
19. Zuckerhaltige Frühstückscerealien und Instant-Haferflocken
20. Speisen mit hohem Gehalt an gesättigten Fettsäuren und Transfetten, die das Risiko für Herz-Kreislauf-Erkrankungen erhöhen

Alkoholische Getränke

Alkoholische Getränke sind für Menschen mit Typ-2-Diabetes eine Herausforderung, da sie den Blutzuckerspiegel beeinflussen können und das Risiko von Hypoglykämie erhöhen. Besonders problematisch sind alkoholische Getränke mit einem hohen Zuckergehalt wie süße Liköre, Cocktails und Bier. Diese können zu einem schnellen Anstieg des Blutzuckerspiegels führen, gefolgt von einem abrupten Abfall, was zu gefährlich niedrigen Werten führen kann. Selbst Getränke mit einem niedrigeren Zuckergehalt wie trockener Wein oder Spirituosen können den Blutzuckerspiegel beeinflussen und sollten daher in Maßen konsumiert werden. Darüber hinaus kann Alkohol die Leberfunktion beeinträchtigen und die Fähigkeit des Körpers, Glukose zu produzieren und zu speichern, stören. Dies kann zu einer erhöhten Hypoglykämie-Gefahr führen, insbesondere wenn Alkohol auf nüchternen Magen konsumiert wird oder in Verbindung mit Medikamenten eingenommen wird.

Um den Umgang mit alkoholischen Getränken zu erleichtern, ist es wichtig, die Menge zu kontrollieren und verantwortungsbewusst zu konsumieren. Es wird empfohlen, Alkohol nur in Maßen zu trinken und dabei auf Getränke mit einem niedrigen Zuckergehalt zu achten. Das Trinken von Wasser zwischen den alkoholischen Getränken kann helfen, den Flüssigkeitshaushalt zu regulieren und den Blutzuckerspiegel stabil zu halten. Es ist auch ratsam, den Blutzuckerspiegel vor dem Konsum von Alkohol zu überprüfen und auf Anzeichen von Hypoglykämie zu achten. Im Zweifelsfall ist es ratsam, mit einem Arzt oder Diabetesberater zu sprechen, um individuelle Empfehlungen zu erhalten, wie Alkohol am besten in den Lebensstil eines Menschen mit Diabetes integriert werden kann.

Lebensmittel, die der Störung entgegenwirken

Es gibt eine Vielzahl von Lebensmitteln, die dazu beitragen können, Typ-2-Diabetes zu kontrollieren und den Blutzuckerspiegel zu stabilisieren. Ballaststoffreiche Lebensmittel wie Vollkornprodukte, Hülsenfrüchte, Gemüse und Obst spielen eine entscheidende Rolle, da sie dazu beitragen, den Blutzuckerspiegel langsam ansteigen zu lassen und gleichzeitig ein Sättigungsgefühl zu fördern. Lebensmittel mit einem niedrigen glykämischen Index, wie Haferflocken, Quinoa und Süßkartoffeln, können ebenfalls dazu beitragen, den Blutzuckerspiegel stabiler zu halten. Gesunde Fette aus Avocados, Nüssen, Samen und fettem Fisch wie Lachs und Makrele sind wichtige Bestandteile einer diabetesfreundlichen Ernährung, da sie dazu beitragen können, die Insulinempfindlichkeit zu verbessern und Entzündungen im Körper zu reduzieren. Proteinreiche Lebensmittel wie mageres Fleisch, Geflügel, Fisch, Tofu und Hülsenfrüchte können ebenfalls dazu beitragen, den Blutzuckerspiegel zu stabilisieren und die Sättigung zu fördern. Die Integration dieser Lebensmittel in den Speiseplan kann dazu beitragen, die Gesundheit zu verbessern, das Gewicht zu kontrollieren und das Risiko von Diabeteskomplikationen zu verringern.

Hier ist eine Liste der wichtigsten Lebensmittel, die dabei helfen können, Typ-2-Diabetes zu kontrollieren und den Blutzuckerspiegel zu stabilisieren:

- Vollkornprodukte wie Vollkornbrot, Vollkornreis und Vollkornnudeln
- Hülsenfrüchte wie Bohnen, Linsen und Kichererbsen
- Gemüse wie grünes Blattgemüse, Brokkoli, Karotten und Zucchini
- Obst mit niedrigem glykämischen Index wie Beeren, Äpfel und Birnen
- Gesunde Fette aus Avocados, Nüssen, Samen und fettem Fisch wie Lachs und Makrele
- Proteinreiche Lebensmittel wie mageres Fleisch, Geflügel, Fisch, Tofu und Hülsenfrüchte

- Milchprodukte mit niedrigem Fettgehalt wie fettarmer Joghurt und fettarme Milch
- Nicht stärkehaltiges Gemüse wie Tomaten, Gurken, Paprika und Spinat
- Kräuter und Gewürze wie Zimt, Kurkuma und Ingwer, die den Blutzuckerspiegel stabilisieren können
- Wasser als Hauptgetränk, um den Flüssigkeitshaushalt zu regulieren und hydratisiert zu bleiben
- Chiasamen, Leinsamen und Flohsamenschalen, die reich an löslichen Ballaststoffen sind und zur Stabilisierung des Blutzuckerspiegels beitragen können.
- Nicht raffinierte, kaltgepresste Pflanzenöle wie Olivenöl, Kokosöl und Rapsöl, die reich an gesunden Fettsäuren sind.
- Zitrusfrüchte wie Orangen, Grapefruits und Zitronen, die reich an Vitamin C und Ballaststoffen sind und den Blutzuckerspiegel langsam ansteigen lassen können.
- Mageres Fleisch wie Huhn und Truthahn, das eine gute Proteinquelle ohne zusätzliche gesättigte Fette darstellt.
- Grüner Tee und Kräutertees, die antioxidative Eigenschaften haben und den Stoffwechsel unterstützen können.
- Essig, insbesondere Apfelessig, der helfen kann, den Blutzuckerspiegel nach den Mahlzeiten zu senken.
- Natürliche Süßstoffe wie Stevia und Erythritol, die den Blutzuckerspiegel weniger stark beeinflussen als herkömmlicher Zucker.
- Dunkle Schokolade mit einem hohen Kakaoanteil, die in Maßen konsumiert werden kann und antioxidative Vorteile bieten kann.
- Pilze wie Champignons und Shiitake, die reich an Ballaststoffen und Vitaminen sind und den Blutzuckerspiegel stabilisieren können.
- Meeresfrüchte wie Garnelen, Muscheln und Tintenfisch, die eine gute Proteinquelle mit wenig gesättigtem Fett sind und zur allgemeinen Gesundheit beitragen können.

Statistiken über den Anteil von Diabetikern in Deutschland

Laut aktuellen Statistiken des Robert Koch-Instituts (RKI) leiden etwa 10% der erwachsenen Bevölkerung in Deutschland an Diabetes. Diese Zahl umfasst sowohl Menschen mit Typ-1-Diabetes als auch Typ-2-Diabetes. Besonders besorgniserregend ist der Anstieg der Diabetesprävalenz in den letzten Jahren, der hauptsächlich auf den zunehmenden Lebensstil bedingten Risikofaktoren wie Übergewicht, Bewegungsmangel und ungesunde Ernährung zurückzuführen ist. Es wird erwartet, dass sich dieser Trend in Zukunft fortsetzen wird, was erhebliche Auswirkungen auf die öffentliche Gesundheit und das Gesundheitssystem haben wird. Die Prävention und frühzeitige Erkennung von Diabetes sind daher von entscheidender Bedeutung, um die Zahl der Betroffenen zu reduzieren und die damit verbundenen Gesundheitskosten zu minimieren.
Die Daten des RKI zeigen auch, dass Typ-2-Diabetes die am weitesten verbreitete Form von Diabetes in Deutschland ist, wobei etwa 90% der diagnostizierten Fälle auf Typ-2-Diabetes entfallen. Dies spiegelt den Trend einer zunehmenden Prävalenz von Typ-2-Diabetes weltweit wider, der eng mit dem modernen Lebensstil und dem Anstieg von Risikofaktoren wie Übergewicht und Bewegungsmangel verbunden ist. Besonders alarmierend ist die Tatsache, dass Typ-2-Diabetes zunehmend auch bei jüngeren Menschen auftritt, was auf die Notwendigkeit einer verstärkten Präventionsarbeit und einer verbesserten öffentlichen Gesundheitsaufklärung hinweist.

Optimale Blutwerte für Menschen mit Typ-2-Diabetes

Als jemand, der mit Typ-2-Diabetes lebt, ist es entscheidend, Ihren Blutzuckerspiegel im Auge zu behalten, um Ihre Gesundheit zu schützen und das Risiko von Komplikationen zu minimieren. Doch was sind eigentlich die optimalen Blutwerte für Menschen mit Typ-2-Diabetes?

1. Nüchternblutzucker (Nüchternplasmaglukose): Der ideale Nüchternblutzuckerspiegel für Menschen mit Typ-2-Diabetes liegt zwischen 80 und 130 mg/dl (4,4 bis 7,2 mmol/l). Ein Wert unter 100 mg/dl (5,6 mmol/l) wird oft angestrebt, um das Risiko von Diabeteskomplikationen zu verringern.

2. HbA1c-Wert (Langzeitblutzucker): Ein HbA1c-Wert von weniger als 7% ist ein Ziel, das von vielen Ärzten für Menschen mit Typ-2-Diabetes empfohlen wird. Dies entspricht einem durchschnittlichen Blutzuckerspiegel von etwa 154 mg/dl (8,6 mmol/l) über einen Zeitraum von zwei bis drei Monaten. Ein niedrigerer HbA1c-Wert kann jedoch individuell angepasst werden, basierend auf dem Alter, den Gesundheitszustand und anderen Faktoren.

3. Blutdruck: Ein optimaler Blutdruck für Menschen mit Typ-2-Diabetes liegt bei weniger als 130/80 mmHg. Ein hoher Blutdruck erhöht das Risiko von Herz-Kreislauf-Erkrankungen, Nierenerkrankungen und anderen Diabeteskomplikationen.

4. Lipidprofile: Die Lipidprofile sollten ebenfalls im optimalen Bereich liegen, um das Risiko von Herz-Kreislauf-Erkrankungen zu reduzieren. Dies umfasst einen LDL-Cholesterinspiegel von weniger als 100 mg/dl (2,6 mmol/l), einen HDL-Cholesterinspiegel von mehr als 40 mg/dl (1,0 mmol/l) bei Männern bzw. mehr als 50 mg/dl (1,3 mmol/l) bei Frauen und einen Triglyceridspiegel von weniger als 150 mg/dl (1,7 mmol/l).

5. Gewicht und Taille-Hüft-Verhältnis: Ein gesundes Gewicht und ein Taillenumfang, der weniger als 102 cm (40 Zoll) bei Männern und weniger als 88 cm (35 Zoll) bei Frauen beträgt, können helfen, den Blutzuckerspiegel und das Risiko von Diabeteskomplikationen zu kontrollieren.

Indem Sie diese optimalen Blutwerte anstreben und regelmäßig mit Ihrem Arzt zusammenarbeiten, können Sie die bestmögliche Kontrolle über Ihre Diabeteserkrankung erreichen und Ihre Gesundheit langfristig schützen. Es ist wichtig, sich daran zu erinnern, dass jeder Mensch individuell ist und dass Ihre Zielwerte möglicherweise angepasst werden müssen, um Ihre persönlichen Bedürfnisse zu berücksichtigen.

Auslöser und Entwicklung von Typ-2-Diabetes

Typ-2-Diabetes entwickelt sich in der Regel über einen längeren Zeitraum und ist das Ergebnis einer Kombination aus genetischer Veranlagung und Umweltfaktoren. Zu den Auslösern und Entwicklungsmechanismen gehören mehrere komplexe Faktoren:

1. Genetische Veranlagung: Eine familiäre Vorbelastung erhöht das Risiko für Typ-2-Diabetes signifikant. Bestimmte genetische Variationen können die Insulinproduktion und -empfindlichkeit beeinflussen, was die Entwicklung der Krankheit begünstigen kann.

2. Übergewicht und Adipositas: Übergewicht, insbesondere in der Bauchregion, ist einer der wichtigsten Risikofaktoren für Typ-2-Diabetes. Fettgewebe, insbesondere visceral (um die Organe herum) gespeichertes Fett, produziert entzündliche Substanzen, die die Insulinempfindlichkeit beeinträchtigen können.

3. Bewegungsmangel: Ein inaktiver Lebensstil und mangelnde körperliche Aktivität tragen zur Entwicklung von Typ-2-Diabetes bei. Regelmäßige Bewegung fördert die Insulinempfindlichkeit der Zellen und hilft dabei, den Blutzuckerspiegel zu regulieren.

4. Ungesunde Ernährung: Eine Ernährung, die reich an raffinierten Kohlenhydraten, gesättigten Fetten und zugesetztem Zucker ist, kann das Risiko für Typ-2-Diabetes erhöhen. Eine übermäßige Aufnahme von Kalorien, insbesondere in Form von verarbeiteten Lebensmitteln und Süßigkeiten, belastet den Stoffwechsel und begünstigt die Insulinresistenz.

5. Alter und Lebensstilfaktoren: Das Risiko für Typ-2-Diabetes steigt mit zunehmendem Alter, da die Insulinproduktion im Laufe der Zeit abnehmen

kann und sich Lebensstilgewohnheiten akkumulieren, die die Krankheitsentwicklung begünstigen.

6. Stress und Schlafmangel: Chronischer Stress und Schlafmangel können den Blutzuckerspiegel beeinflussen und die Insulinempfindlichkeit verringern, was das Risiko für Typ-2-Diabetes erhöht.

Es ist wichtig zu betonen, dass Typ-2-Diabetes oft vermeidbar ist und durch eine gesunde Lebensweise, einschließlich ausgewogener Ernährung, regelmäßiger körperlicher Aktivität, Gewichtsmanagement und Stressbewältigung, vorgebeugt werden kann. Durch die Identifizierung von Risikofaktoren und die Implementierung präventiver Maßnahmen kann die Entwicklung von Typ-2-Diabetes reduziert oder verzögert werden.

Verlauf und Symptome

Der Verlauf von Typ-2-Diabetes kann von Person zu Person variieren und hängt von verschiedenen Faktoren wie dem Lebensstil, der genetischen Veranlagung und der Einhaltung des Behandlungsplans ab. In den frühen Stadien der Krankheit können möglicherweise keine Symptome auftreten, oder sie sind mild und werden möglicherweise nicht sofort erkannt. Dies kann dazu führen, dass die Krankheit unbehandelt bleibt und sich langsam verschlimmert.

Typische Symptome von Typ-2-Diabetes können sein:

1. Erhöhter Durst: Ein häufiges und starkes Durstgefühl kann auftreten, da der Körper versucht, überschüssigen Zucker durch vermehrtes Wasserlassen auszuscheiden.

2. Häufiges Wasserlassen: Eine erhöhte Harnausscheidung, insbesondere während der Nacht (Nykturie), kann auftreten.

3. Müdigkeit und Schwäche: Personen mit Diabetes können sich häufig müde und erschöpft fühlen, auch nach ausreichendem Schlaf.

4. Gewichtsveränderungen: Sowohl ungewollter Gewichtsverlust als auch Gewichtszunahme können auftreten, obwohl der Appetit möglicherweise erhöht ist.

5. Sehstörungen: Unscharfes Sehen oder andere Sehprobleme können auftreten.

6. Langsame Wundheilung: Verletzungen und Wunden heilen möglicherweise langsamer als normal, insbesondere an den Extremitäten.

7. Kribbeln oder Taubheit in den Extremitäten: Dies kann auf Nervenschäden (Neuropathie) hinweisen, die häufig bei Diabetes auftreten.

8. Infektionen: Personen mit Diabetes haben ein höheres Risiko für Infektionen der Haut, des Zahnfleisches und des Harntrakts.

Der Verlauf der Krankheit kann fortschreitend sein und unbehandelt zu Komplikationen wie Herz-Kreislauf-Erkrankungen, Nierenproblemen, Augenerkrankungen und Nervenschäden führen. Es ist wichtig, dass Personen mit Verdacht auf Diabetes ihre Symptome ernst nehmen und sich ärztlich untersuchen lassen, um eine angemessene Behandlung und Lebensstiländerungen einzuleiten, um den Krankheitsverlauf zu kontrollieren und Komplikationen zu vermeiden.

Werkzeuge im Notfall

Im Falle eines Notfalls sollten Menschen mit Typ-2-Diabetes über verschiedene Werkzeuge verfügen, um angemessen reagieren zu können und ihre Gesundheit zu schützen. Einige wichtige Werkzeuge im Notfall sind:

1. Blutzuckermessgerät: Ein Blutzuckermessgerät ist unverzichtbar, um den aktuellen Blutzuckerspiegel zu überprüfen und festzustellen, ob er sich innerhalb des Zielbereichs befindet. Dies ist besonders wichtig bei Symptomen wie Schwäche, Schwindel oder starkem Durst.

2. Glukagon-Notfallset: Menschen mit Diabetes, die Insulin verwenden, sollten ein Glukagon-Notfallset bei sich haben. Glukagon ist ein Hormon, das den Blutzuckerspiegel schnell erhöhen kann, falls jemand aufgrund einer schweren Hypoglykämie bewusstlos wird und keinen Zucker oral einnehmen kann.

3. Schnell wirkende Kohlenhydrate: Schnell wirkende Kohlenhydrate wie Traubenzucker, Fruchtsaft oder zuckerhaltige Süßigkeiten können bei Hypoglykämie schnell den Blutzuckerspiegel erhöhen und die Symptome lindern.

4. Medizinische Ausweise oder Notfallkarten: Es ist wichtig, dass Personen mit Diabetes einen medizinischen Ausweis oder eine Notfallkarte bei sich tragen, auf der ihre Erkrankung, Medikamente, Allergien und Notfallkontakte vermerkt sind, um im Notfall eine angemessene medizinische Versorgung zu gewährleisten.

5. Mobiltelefon: Ein Mobiltelefon kann im Notfall lebensrettend sein, um sofortige medizinische Hilfe anzufordern oder in Kontakt mit Familienmitgliedern oder Freunden zu treten, die Unterstützung bieten können.

6. Notfallplan: Ein vorbereiteter Notfallplan kann helfen, Ruhe zu bewahren und angemessen zu reagieren. Dieser Plan sollte Anweisungen enthalten, wie bei verschiedenen Notfallsituationen zu handeln ist, sowie wichtige Kontaktnummern von Ärzten, Krankenhäusern und Notfallkontaktpersonen.

Indem Menschen mit Typ-2-Diabetes diese Werkzeuge im Notfall bereithalten und sich mit ihrer Verwendung vertraut machen, können sie dazu beitragen, potenzielle Komplikationen zu verhindern und ihre Gesundheit in Notfällen zu schützen.

Einstellung und Mentalität für das Leben mit Typ-2-Diabetes

Die Einstellung und Mentalität spielen eine entscheidende Rolle für ein erfolgreiches Leben mit Typ-2-Diabetes. Eine positive und proaktive Einstellung kann dazu beitragen, die Krankheit besser zu bewältigen und die Lebensqualität zu verbessern. Hier sind einige wichtige Aspekte der Einstellung und Mentalität für Menschen mit Typ-2-Diabetes:

1. Akzeptanz und Selbstfürsorge: Die Akzeptanz der eigenen Diabetesdiagnose ist ein wichtiger erster Schritt. Es ist wichtig, sich selbst und seine Gesundheit anzunehmen und sich dafür zu sorgen, um die Krankheit effektiv zu managen.

2. Bildung und Empowerment: Das Erlernen von Wissen über Diabetes und die eigenen Gesundheitswerte ist entscheidend. Durch Bildung und Selbstmanagementfähigkeiten können Menschen mit Typ-2-Diabetes befähigt werden, aktiv an ihrer Gesundheit teilzunehmen und Entscheidungen zu treffen, die zu einem positiven Krankheitsverlauf beitragen.

3. Zielsetzung und Motivation: Die Festlegung realistischer Ziele für die Gesundheit und das Diabetesmanagement kann dazu beitragen, den Fokus zu behalten und die Motivation aufrechtzuerhalten. Kleine, erreichbare Ziele können schrittweise gesetzt werden, um langfristige Erfolge zu erzielen.

4. Flexibilität und Anpassungsfähigkeit: Die Fähigkeit, sich an Veränderungen anzupassen und flexibel zu sein, ist wichtig im Umgang mit Typ-2-Diabetes. Es ist wichtig zu erkennen, dass nicht jeder Tag perfekt sein wird und dass es Zeiten geben kann, in denen das Diabetesmanagement herausfordernd ist. Das Erlernen von Bewältigungsstrategien und die Entwicklung von Resilienz können helfen, mit den Höhen und Tiefen des Lebens mit Diabetes umzugehen.

5. Selbstbewusstsein und Selbstwertgefühl: Ein gesundes Selbstbewusstsein und Selbstwertgefühl sind wichtig, um Selbstzweifel und negative Gedanken zu überwinden. Menschen mit Typ-2-Diabetes sollten sich ihrer eigenen Stärken und Fähigkeiten bewusst sein und sich daran erinnern, dass sie die Kontrolle über ihr Leben und ihre Gesundheit haben.

6. Unterstützung und Gemeinschaft: Die Unterstützung durch Familie, Freunde, Gesundheitsdienstleister und andere Menschen mit Diabetes kann eine wertvolle Ressource sein. Der Austausch von Erfahrungen, die Suche nach Rat und die Teilnahme an Unterstützungsgruppen können dazu beitragen, sich verbunden und unterstützt zu fühlen.

Indem Menschen mit Typ-2-Diabetes eine positive Einstellung und Mentaleinstellung entwickeln und pflegen, können sie ein erfülltes Leben führen und erfolgreich mit den Herausforderungen der Krankheit umgehen.

Tipps für das Verhalten außerhalb des Hauses

Das Verhalten außerhalb des Hauses kann eine besondere Herausforderung für Menschen mit Typ-2-Diabetes darstellen, da es schwieriger sein kann, den Blutzuckerspiegel unter Kontrolle zu halten und gesunde Entscheidungen zu treffen. Hier sind einige Tipps für das Verhalten außerhalb des Hauses:

1. Planung im Voraus: Planen Sie im Voraus, welche Mahlzeiten und Snacks Sie unterwegs essen werden, und entscheiden Sie sich für gesunde Optionen. Packen Sie bei Bedarf gesunde Snacks wie Nüsse, Obst oder Gemüse ein, um Heißhungerattacken vorzubeugen.

2. Lesen Sie die Speisekarte sorgfältig: Wenn Sie in einem Restaurant essen, lesen Sie die Speisekarte sorgfältig durch und suchen Sie nach gesunden Optionen wie gegrilltem oder gedünstetem Fleisch, Salaten oder Gemüsegerichten. Vermeiden Sie frittierte Speisen oder Gerichte mit einer hohen Zuckergehalt.

3. Portionskontrolle: Achten Sie auf die Portionsgrößen und versuchen Sie, sich an die empfohlenen Portionen zu halten, um Ihren Blutzuckerspiegel stabil zu halten. Teilen Sie große Portionen gegebenenfalls mit jemand anderem oder nehmen Sie Reste mit nach Hause.

4. Trinken Sie Wasser: Entscheiden Sie sich für Wasser oder andere zuckerfreie Getränke anstelle von zuckerhaltigen Limonaden oder alkoholischen Getränken, um den Flüssigkeitshaushalt zu regulieren und zusätzliche Kalorien zu vermeiden.

5. Bleiben Sie aktiv: Versuchen Sie, auch außerhalb des Hauses aktiv zu bleiben, indem Sie Spaziergänge machen, Treppen steigen oder andere körperliche Aktivitäten einbauen. Dies kann helfen, den Blutzuckerspiegel zu regulieren und den Stoffwechsel anzukurbeln.

6. Packen Sie Notfall-Snacks ein: Stellen Sie sicher, dass Sie immer einen Notfall-Snack wie Traubenzucker oder Fruchtsaft dabei haben, falls Ihr Blutzuckerspiegel während Ihrer Aktivitäten plötzlich absinkt.

7. Kommunizieren Sie Ihre Bedürfnisse: Seien Sie offen und kommunizieren Sie Ihre Bedürfnisse und Einschränkungen in Bezug auf Ihre Diabetesbehandlung gegenüber Freunden, Familie und Mitarbeitern in Restaurants oder anderen öffentlichen Einrichtungen.

Indem Sie diese Tipps für das Verhalten außerhalb des Hauses befolgen, können Sie Ihren Blutzuckerspiegel unter Kontrolle halten, gesunde Entscheidungen treffen und Ihr Diabetesmanagement auch unterwegs erfolgreich durchführen.

Auswahl geeigneter Restaurants und Speisen

Die Auswahl geeigneter Restaurants und Speisen ist für Menschen mit Typ-2-Diabetes entscheidend, um ihre Blutzuckerkontrolle zu unterstützen und gesunde Ernährungsgewohnheiten aufrechtzuerhalten. Hier sind einige Tipps zur Auswahl geeigneter Restaurants und Speisen:

1. Recherchieren Sie im Voraus: Informieren Sie sich im Voraus über die Restaurants in Ihrer Umgebung und suchen Sie nach solchen, die gesunde und ausgewogene Optionen anbieten. Viele Restaurants veröffentlichen ihre Speisekarten online, so dass Sie im Voraus nach gesunden Optionen suchen können.

2. Wählen Sie Restaurants mit vielfältigen Optionen: Entscheiden Sie sich für Restaurants, die eine Vielzahl von Gerichten anbieten, darunter frisches Gemüse, mageres Fleisch, Fisch und Vollkornprodukte. Eine breite Auswahl ermöglicht es Ihnen, gesunde Optionen zu finden, die Ihren Geschmacksvorlieben entsprechen.

3. Achten Sie auf die Zubereitungsmethoden: Wählen Sie Gerichte, die auf gesunde Weise zubereitet werden, wie gegrillt, gedünstet, gebraten oder gebacken. Vermeiden Sie frittierte oder panierte Speisen, da diese oft reich an gesättigten Fettsäuren und Kalorien sind.

4. Fragen Sie nach Anpassungen: Zögern Sie nicht, nach Anpassungen an den Gerichten zu fragen, um sie gesünder zu machen. Dies könnte die Bitte um eine Seite aus Gemüse anstelle von Pommes oder die Bitte um Dressing auf der Seite für Salate sein, um den Zuckergehalt zu kontrollieren.

5. Beachten Sie die Portionsgrößen: Achten Sie auf die Portionsgrößen und wählen Sie die richtige Portionsgröße entsprechend Ihrer persönlichen Bedürfnisse und Ihrer geplanten Mahlzeiten.

6. Vermeiden Sie zuckerhaltige Getränke: Entscheiden Sie sich für Wasser, ungesüßten Tee oder andere zuckerfreie Getränke anstelle von zuckerhaltigen Limonaden oder alkoholischen Getränken.

7. Genießen Sie in Maßen: Gönnen Sie sich gelegentlich etwas, aber achten Sie darauf, Ihre Mahlzeiten und Snacks in Maßen zu genießen und sich nicht zu überessen.

Indem Sie diese Tipps befolgen und bewusste Entscheidungen über Ihre Restaurantwahl und Ihre Bestellungen treffen, können Sie Ihre Blutzuckerkontrolle verbessern und zu einem gesunden Lebensstil beitragen.

Vorkehrungen für unerwartete Situationen

Vorkehrungen für unerwartete Situationen zu treffen, ist entscheidend für Menschen mit Typ-2-Diabetes, um sicherzustellen, dass sie auf jede Eventualität vorbereitet sind und ihre Gesundheit im Notfall schützen können. Hier sind einige wichtige Vorkehrungen für unerwartete Situationen:

1. Notfallkontaktinformationen: Tragen Sie immer eine Liste mit wichtigen Notfallkontakten bei sich, einschließlich Ihres Arztes, Familienmitgliedern, Freunden und der örtlichen Notrufnummer. Diese Informationen sollten auch in Ihrem Mobiltelefon gespeichert sein.

2. Medizinische Ausweise: Tragen Sie einen medizinischen Ausweis bei sich, der Ihre Diabetesdiagnose angibt sowie Informationen über Ihre aktuelle Medikation, Allergien und andere wichtige medizinische Informationen. Dies kann im Falle eines medizinischen Notfalls hilfreich sein, wenn Sie nicht in der Lage sind, selbst Auskunft zu geben.

3. Glukagon-Notfallset: Menschen mit Diabetes, die Insulin verwenden, sollten ein Glukagon-Notfallset bei sich tragen. Dieses Set kann im Falle

einer schweren Hypoglykämie eingesetzt werden, um den Blutzuckerspiegel schnell zu erhöhen, wenn die Person bewusstlos wird und keinen Zucker oral einnehmen kann.

4. Schnell wirkende Kohlenhydrate: Tragen Sie immer schnell wirkende Kohlenhydrate wie Traubenzucker, Glukosegel oder Fruchtsaft bei sich, um Ihren Blutzuckerspiegel im Falle einer Hypoglykämie schnell zu erhöhen.

5. Blutzuckermessgerät und Teststreifen: Stellen Sie sicher, dass Sie Ihr Blutzuckermessgerät und ausreichend Teststreifen bei sich haben, um regelmäßig Ihren Blutzuckerspiegel zu überprüfen und auf Veränderungen zu reagieren.

6. Wasser: Tragen Sie eine Flasche Wasser bei sich, um hydratisiert zu bleiben und Ihren Flüssigkeitshaushalt im Gleichgewicht zu halten.

7. Notfall-Snacks: Packen Sie kleine, leicht verdauliche Snacks wie Nüsse, Trockenfrüchte oder Energieriegel ein, um im Falle einer Unterzuckerung schnell einen Snack zur Hand zu haben.

8. Kommunikation: Informieren Sie Familie, Freunde und Arbeitskollegen über Ihre Diabetesdiagnose und was im Falle eines Notfalls zu tun ist. Geben Sie ihnen Anweisungen, wie sie Ihnen helfen können, wenn Sie Hilfe benötigen.

Indem Sie diese Vorkehrungen treffen und sich auf unerwartete Situationen vorbereiten, können Sie sicherstellen, dass Sie im Notfall angemessen reagieren können und Ihre Gesundheit schützen.

Schlusswort

Im Schlusswort möchte ich betonen, wie wichtig es ist, Typ-2-Diabetes als eine Krankheit zu verstehen, die durch eine Kombination aus genetischen Faktoren und Lebensstilentscheidungen beeinflusst wird. Es ist eine Herausforderung, aber auch eine Chance, die eigene Gesundheit aktiv zu gestalten und positive Veränderungen im Lebensstil vorzunehmen.

Wir haben in diesem Kochbuch über verschiedene Aspekte von Typ-2-Diabetes gesprochen, angefangen bei den alltäglichen Problemen, über die Vermeidung von verbotenen Lebensmitteln bis hin zu Strategien für ein gesundes Verhalten außerhalb des Hauses. Dabei war stets die Botschaft präsent, dass eine positive Einstellung, eine gesunde Ernährung, ausreichende Bewegung und eine gute Selbstfürsorge entscheidend sind, um den Krankheitsverlauf zu kontrollieren und Komplikationen zu minimieren.

Es ist wichtig, sich daran zu erinnern, dass jeder Mensch mit Typ-2-Diabetes einzigartig ist und dass es keine einheitliche Lösung für alle gibt. Was für den einen funktioniert, mag für den anderen möglicherweise nicht geeignet sein. Daher ist es entscheidend, individuelle Bedürfnisse und Vorlieben zu berücksichtigen und einen personalisierten Ansatz für das Diabetesmanagement zu entwickeln.

Abschließend möchte ich allen Lesern Mut machen, sich aktiv um ihre Gesundheit zu kümmern und die Unterstützung von Fachleuten, Familie und Freunden anzunehmen. Typ-2-Diabetes ist eine Herausforderung, aber mit der richtigen Einstellung, Wissen und Unterstützung kann sie bewältigt werden. Ich hoffe, dass dieses Kochbuch dazu beigetragen hat, Ihnen dabei zu helfen, Ihren Weg zu einem gesunden und erfüllten Leben mit Typ-2-Diabetes zu finden.

Willkommen zum nächsten Kapitel unseres Kochbuchs, in dem Sie eine Vielzahl köstlicher Rezepte finden, die speziell für Menschen mit Typ-2-Diabetes entwickelt wurden. Diese Rezepte sind nicht nur gesund, sondern auch lecker und einfach zuzubereiten.

Unser Ziel ist es, Ihnen eine breite Palette an Gerichten anzubieten, die Ihren Blutzuckerspiegel stabil halten und gleichzeitig Ihren Gaumen erfreuen. Von herzhaften Hauptgerichten über erfrischende Salate bis hin zu verlockenden Desserts - Sie werden sicherlich etwas finden, das Ihren Geschmack trifft.

Wir laden Sie ein, durch die Rezepte zu stöbern, neue Geschmacksrichtungen zu entdecken und Ihre Lieblingsgerichte zu finden. Wir sind zuversichtlich, dass Sie mit unserer Auswahl an Rezepten nicht nur Ihre Gesundheit fördern, sondern auch kulinarische Freude erleben werden.

Lassen Sie uns gemeinsam die Welt der gesunden und leckeren Küche erkunden und Ihren Weg zu einem gesunden und erfüllten Leben mit Typ-2-Diabetes bereichern. Viel Spaß beim Kochen und guten Appetit!

Das Frühstück

Rührei mit Gemüse

Zutaten:
2 Eier
50 g Spinat
1 kleine Tomate
1/4 Zwiebel
Eine Prise Salz und Pfeffer

Vorbereitung:
Spinat waschen und grob hacken.
Tomate und Zwiebel in kleine Würfel schneiden.
Eier in einer Schüssel verquirlen und mit Salz und Pfeffer würzen.
Gemüse in einer Pfanne kurz anbraten, dann die Eier-Mischung
hinzufügen.
Bei mittlerer Hitze etwa 3-4 Minuten braten, bis das Rührei gestockt ist.
Nährwertangaben (pro Portion):
Kalorien: 180 kcal
Protein: 14 g
Fett: 10 g
Kohlenhydrate: 8 g
Zucker: 3 g
Mineralien: Kalium, Eisen
Vitamine: Vitamin A, Vitamin C

Vollkorn-Toast mit Avocado

Zutaten:
1 Scheibe Vollkornbrot
1/2 reife Avocado
Eine Prise Salz und Pfeffer

Vorbereitung:
Avocado halbieren, entkernen und das Fruchtfleisch aus der Schale löffeln.
Avocado auf die Vollkornbrotscheibe streichen und mit Salz und Pfeffer würzen.
Nährwertangaben (pro Portion):
Kalorien: 200 kcal
Protein: 5 g
Fett: 10 g
Kohlenhydrate: 20 g
Zucker: 2 g
Mineralien: Kalium
Vitamine: Vitamin E, Vitamin K

Haferbrei mit Nüssen und Beeren

Zutaten:
50 g Haferflocken
150 ml fettarme Milch oder Mandelmilch
20 g gemischte Nüsse (z.B. Mandeln, Walnüsse)
50 g gemischte Beeren (z.B. Himbeeren, Heidelbeeren)

Vorbereitung:
Haferflocken und Milch in einem Topf zum Kochen bringen.
Unter gelegentlichem Rühren etwa 5 Minuten köcheln lassen, bis der Haferbrei eingedickt ist.
In eine Schüssel geben und mit Nüssen und Beeren garnieren.
Nährwertangaben (pro Portion):
Kalorien: 250 kcal
Protein: 8 g
Fett: 10 g
Kohlenhydrate: 35 g
Zucker: 8 g
Mineralien: Magnesium, Eisen
Vitamine: Vitamin C, Vitamin E

Gemüseomelett

Zutaten:
2 Eier
50 g Spinat
1 kleine Tomate
1/4 Zwiebel
Eine Prise Salz und Pfeffer

Vorbereitung:
Spinat waschen und grob hacken.
Tomate und Zwiebel in kleine Würfel schneiden.
Eier in einer Schüssel verquirlen und mit Salz und Pfeffer würzen.
Gemüse in einer Pfanne kurz anbraten, dann die Eier-Mischung
hinzufügen.
Bei mittlerer Hitze etwa 3-4 Minuten braten, bis das Omelett gestockt ist.
Nährwertangaben (pro Portion):
Kalorien: 180 kcal
Protein: 14 g
Fett: 10 g
Kohlenhydrate: 8 g
Zucker: 3 g
Mineralien: Kalium, Eisen
Vitamine: Vitamin A, Vitamin C

Griechischer Joghurt mit Nüssen und Samen

Zutaten:
100 g fettarmer griechischer Joghurt
20 g gemischte Nüsse (z.B. Mandeln, Walnüsse)

1 EL Chiasamen oder Leinsamen
Eine Prise Zimt (optional)

Vorbereitung:
Griechischen Joghurt in eine Schüssel geben.
Nüsse grob hacken und über den Joghurt streuen.
Chiasamen oder Leinsamen hinzufügen.
Nach Belieben mit einer Prise Zimt würzen.
Nährwertangaben (pro Portion):
Kalorien: 200 kcal
Protein: 10 g
Fett: 15 g
Kohlenhydrate: 5 g
Zucker: 2 g
Mineralien: Magnesium, Eisen
Vitamine: Vitamin E, Vitamin K

Eiweiß-Rührei mit Spinat und Käse

Zutaten:
2 Eier
50 g frischer Spinat
20 g fettarmer Käse
Eine Prise Salz und Pfeffer

Vorbereitung:
Spinat waschen und grob hacken.
Eier in einer Schüssel verquirlen und mit Salz und Pfeffer würzen.
Spinat in einer Pfanne kurz anbraten.
Eier-Mischung hinzufügen und unter Rühren braten, bis das Rührei
gestockt ist.
Käse über das Rührei streuen und schmelzen lassen.
Nährwertangaben (pro Portion):
Kalorien: 220 kcal
Protein: 18 g

Fett: 14 g
Kohlenhydrate: 3 g
Zucker: 1 g
Mineralien: Kalzium, Eisen
Vitamine: Vitamin A, Vitamin C

Griechischer Joghurt mit Mandeln und Beeren

Zutaten:
100 g fettarmer griechischer Joghurt
20 g Mandeln
50 g gemischte Beeren (z.B. Heidelbeeren, Erdbeeren)

Vorbereitung:
Griechischen Joghurt in eine Schüssel geben.
Mandeln grob hacken und über den Joghurt streuen.
Beeren hinzufügen und vorsichtig unterheben.
Nährwertangaben (pro Portion):
Kalorien: 220 kcal
Protein: 12 g
Fett: 14 g
Kohlenhydrate: 15 g
Zucker: 8 g
Mineralien: Magnesium, Kalium
Vitamine: Vitamin E, Vitamin K

Vollkorn-Toast mit Räucherlachs und Avocado

Zutaten:
1 Scheibe Vollkornbrot
50 g Räucherlachs
1/4 reife Avocado
Eine Prise Salz und Pfeffer

Vorbereitung:
Avocado halbieren, entkernen und das Fruchtfleisch aus der Schale löffeln.
Avocado auf die Vollkornbrotscheibe streichen und mit Salz und Pfeffer würzen.
Räucherlachs auf die Avocado legen.
Nährwertangaben (pro Portion):
Kalorien: 250 kcal
Protein: 15 g
Fett: 12 g
Kohlenhydrate: 20 g
Zucker: 2 g
Mineralien: Kalium, Natrium
Vitamine: Vitamin A, Vitamin D

Quinoa-Frühstücksschale mit Nüssen und Joghurt

Zutaten:
50 g gekochter Quinoa
100 g fettarmer Joghurt
20 g gemischte Nüsse (z.B. Walnüsse, Mandeln)
1 TL Honig (optional)

Vorbereitung:
Gekochten Quinoa in eine Schüssel geben.
Joghurt über den Quinoa gießen.
Nüsse grob hacken und über die Schale streuen.
Optional mit einem Teelöffel Honig garnieren.
Nährwertangaben (pro Portion):
Kalorien: 280 kcal
Protein: 15 g
Fett: 12 g
Kohlenhydrate: 25 g
Zucker: 8 g

Mineralien: Eisen, Kalzium
Vitamine: Vitamin E, Vitamin B6

Eiweiß-Spinat-Smoothie

Zutaten:
100 g frischer Spinat
1/2 Tasse fettarme Milch oder Mandelmilch
1 EL fettarmer griechischer Joghurt
20 g Mandeln
Eine Prise Zimt

Vorbereitung:
Alle Zutaten in einen Mixer geben.
Gut mixen, bis eine glatte Konsistenz erreicht ist.
In ein Glas füllen und servieren.
Nährwertangaben (pro Portion):
Kalorien: 220 kcal
Protein: 10 g
Fett: 12 g
Kohlenhydrate: 15 g
Zucker: 6 g
Mineralien: Kalium, Magnesium
Vitaminc: Vitamin Λ, Vitamin C

Gemüseomelett mit Kirschtomaten

Zutaten:
2 Eier
50 g Kirschtomaten
30 g Paprika
1/4 Zwiebel
Eine Prise Salz und Pfeffer

Vorbereitung:
Kirschtomaten halbieren, Paprika und Zwiebel in kleine Stücke schneiden.
Eier in einer Schüssel verquirlen und mit Salz und Pfeffer würzen.
Gemüse in einer Pfanne kurz anbraten.
Eier-Mischung hinzufügen und unter Rühren braten, bis das Omelett gestockt ist.
Nährwertangaben (pro Portion):
Kalorien: 150 kcal
Protein: 12 g
Fett: 8 g
Kohlenhydrate: 6 g
Zucker: 3 g
Mineralien: Kalium, Vitamin C
Vitamine: Vitamin A, Vitamin B6

Lachs-Rührei mit Frühlingszwiebeln

Zutaten:
2 Eier
50 g geräucherter Lachs
2 Frühlingszwiebeln
Eine Prise Salz und Pfeffer

Vorbereitung:
Lachs in kleine Stücke zerteilen, Frühlingszwiebeln in Ringe schneiden.
Eier in einer Schüssel verquirlen und mit Salz und Pfeffer würzen.
Lachs und Frühlingszwiebeln in einer Pfanne kurz anbraten.
Eier-Mischung hinzufügen und unter Rühren braten, bis das Rührei gestockt ist.
Nährwertangaben (pro Portion):
Kalorien: 200 kcal
Protein: 18 g
Fett: 12 g
Kohlenhydrate: 4 g

Zucker: 2 g
Mineralien: Kalzium, Phosphor
Vitamine: Vitamin D, Vitamin K

Vollkorn-Waffeln mit Erdnussbutter

Zutaten:
50 g Vollkornmehl
1 Ei
50 ml fettarme Milch
1 EL Erdnussbutter (ohne Zuckerzusatz)

Vorbereitung:
Vollkornmehl, Ei und Milch in einer Schüssel vermengen, bis ein glatter
Teig entsteht.
Waffeleisen vorheizen und den Teig portionsweise hineingeben.
Die Waffeln goldbraun backen.
Mit Erdnussbutter bestreichen und servieren.
Nährwertangaben (pro Portion, 2 Waffeln):
Kalorien: 250 kcal
Protein: 10 g
Fett: 12 g
Kohlenhydrate: 25 g
Zucker: 2 g
Mineralien: Eisen, Magnesium
Vitamine: Vitamin E, Vitamin B6

Avocado-Rührei mit Tomaten
Zutaten:
2 Eier
1/2 reife Avocado
50 g Kirschtomaten

Eine Prise Salz und Pfeffer

Vorbereitung:
Avocado halbieren, entkernen und das Fruchtfleisch aus der Schale löffeln.
Avocado in kleine Stücke schneiden, Kirschtomaten halbieren.
Eier in einer Schüssel verquirlen und mit Salz und Pfeffer würzen.
Avocado und Tomaten in einer Pfanne kurz anbraten.
Eier-Mischung hinzufügen und unter Rühren braten, bis das Rührei gestockt ist.
Nährwertangaben (pro Portion):
Kalorien: 220 kcal
Protein: 12 g
Fett: 16 g
Kohlenhydrate: 6 g
Zucker: 2 g
Mineralien: Kalium, Vitamin C
Vitamine: Vitamin A, Vitamin K

Spinat-Käse-Omelett

Zutaten:
2 Eier
50 g frischer Spinat
30 g fettarmer Käse
Eine Prise Salz und Pfeffer

Vorbereitung:
Spinat waschen und grob hacken.
Eier in einer Schüssel verquirlen und mit Salz und Pfeffer würzen.
Spinat in einer Pfanne kurz anbraten.
Eier-Mischung hinzufügen und unter Rühren braten, bis das Omelett gestockt ist.
Käse über das Omelett streuen und schmelzen lassen.
Nährwertangaben (pro Portion):
Kalorien: 180 kcal

Protein: 14 g
Fett: 10 g
Kohlenhydrate: 4 g
Zucker: 2 g
Mineralien: Kalzium, Eisen
Vitamine: Vitamin A, Vitamin C

Griechischer Joghurt mit Beeren und Mandeln

Zutaten:

150 g fettarmer griechischer Joghurt
50 g gemischte Beeren (z.B. Himbeeren, Blaubeeren)
20 g Mandeln, gehackt

Vorbereitung:

Griechischen Joghurt in eine Schüssel geben.
Beeren hinzufügen und vorsichtig unterheben.
Gehackte Mandeln über den Joghurt streuen.
Nährwertangaben (pro Portion):
Kalorien: 200 kcal
Protein: 12 g
Fett: 10 g
Kohlenhydrate: 15 g
Zucker: 8 g
Mineralien: Kalium, Magnesium
Vitamine: Vitamin E, Vitamin C

Quinoa-Pfannkuchen mit Blaubeeren

Zutaten:

50 g gekochter Quinoa
1 Ei
50 ml fettarme Milch
30 g Blaubeeren
Eine Prise Zimt

Vorbereitung:

Gekochten Quinoa, Ei, Milch und Zimt in einer Schüssel vermengen, bis ein glatter Teig entsteht.

Pfanne erhitzen und etwas Öl hineingeben.

Den Teig portionsweise in die Pfanne geben und die Blaubeeren darauf verteilen.

Die Pfannkuchen goldbraun backen und servieren.

Nährwertangaben (pro Portion, 2 Pfannkuchen):

Kalorien: 250 kcal

Protein: 10 g

Fett: 8 g

Kohlenhydrate: 30 g

Zucker: 5 g

Mineralien: Eisen, Magnesium

Vitamine: Vitamin C, Vitamin B6

Tomaten-Avocado-Salat mit Räucherlachs

Zutaten:

1/2 reife Avocado

1 Tomate

50 g Räucherlachs

Frischer Zitronensaft

Eine Prise Salz und Pfeffer

Vorbereitung:

Avocado halbieren, entkernen und das Fruchtfleisch aus der Schale löffeln.

Avocado und Tomate in Scheiben schneiden.

Auf einem Teller anrichten, Räucherlachs darauf drapieren.

Mit Zitronensaft beträufeln und mit Salz und Pfeffer würzen.

Nährwertangaben (pro Portion):

Kalorien: 220 kcal

Protein: 15 g

Fett: 12 g

Kohlenhydrate: 10 g

Zucker: 2 g
Mineralien: Kalium, Natrium
Vitamine: Vitamin A, Vitamin C

Orangen-Kiwifrühstückssalat

Zutaten:
1 Orange
1 Kiwi
50 g Erdbeeren
30 g Himbeeren
1 EL gehackte Mandeln

Zubereitung:
Die Orange schälen und in Scheiben schneiden.
Die Kiwi schälen und ebenfalls in Scheiben schneiden.
Erdbeeren halbieren und Himbeeren hinzufügen.
Alles vorsichtig vermengen und mit gehackten Mandeln bestreuen.
Nährwertangaben (pro Portion):
Kalorien: 150 kcal
Protein: 4 g
Fett: 6 g
Kohlenhydrate: 20 g
Zucker: 12 g
Mineralien: Kalzium, Kalium
Vitamine: Vitamin C, Vitamin K

Apfel-Haferbrei mit Zimt

Zutaten:
1 Apfel
30 g Haferflocken
150 ml fettarme Milch oder Mandelmilch
Eine Prise Zimt

Zubereitung:

Den Apfel schälen, entkernen und in kleine Stücke schneiden.

Die Haferflocken und die Milch in einen Topf geben.

Den Apfel hinzufügen und bei niedriger Hitze köcheln lassen, bis der Brei eingedickt ist.

Mit einer Prise Zimt würzen und servieren.

Nährwertangaben (pro Portion):

Kalorien: 200 kcal

Protein: 6 g

Fett: 4 g

Kohlenhydrate: 35 g

Zucker: 15 g

Mineralien: Kalzium, Eisen

Vitamine: Vitamin C, Vitamin B6

Birnen-Mandel-Smoothie

Zutaten:

1 reife Birne

150 ml fettarme Milch oder Mandelmilch

20 g Mandeln

Eine Prise Zimt (optional)

Zubereitung:

Die Birne schälen, entkernen und in Stücke schneiden.

Alle Zutaten in einen Mixer geben und gut mixen, bis eine cremige Konsistenz entsteht.

Nach Belieben mit einer Prise Zimt würzen und servieren.

Nährwertangaben (pro Portion):

Kalorien: 220 kcal

Protein: 8 g

Fett: 10 g

Kohlenhydrate: 25 g

Zucker: 12 g

Mineralien: Kalzium, Magnesium
Vitamine: Vitamin C, Vitamin E

Pflaumen-Käse-Sandwich

Zutaten:
2 Scheiben Vollkornbrot
50 g fettarmer Frischkäse
2 reife Pflaumen, entkernt und in Scheiben geschnitten
Frische Minzeblätter (optional)
Zubereitung:
Die Vollkornbrotscheiben mit dem Frischkäse bestreichen.
Die Pflaumenscheiben auf eine Brotscheibe legen und mit Minzeblättern garnieren.
Die zweite Brotscheibe darauf legen und das Sandwich leicht andrücken.
In der Mitte halbieren und servieren.
Nährwertangaben (pro Portion):
Kalorien: 250 kcal
Protein: 10 g
Fett: 8 g
Kohlenhydrate: 35 g
Zucker: 15 g
Mineralien: Kalzium, Kalium
Vitamine: Vitamin C, Vitamin K

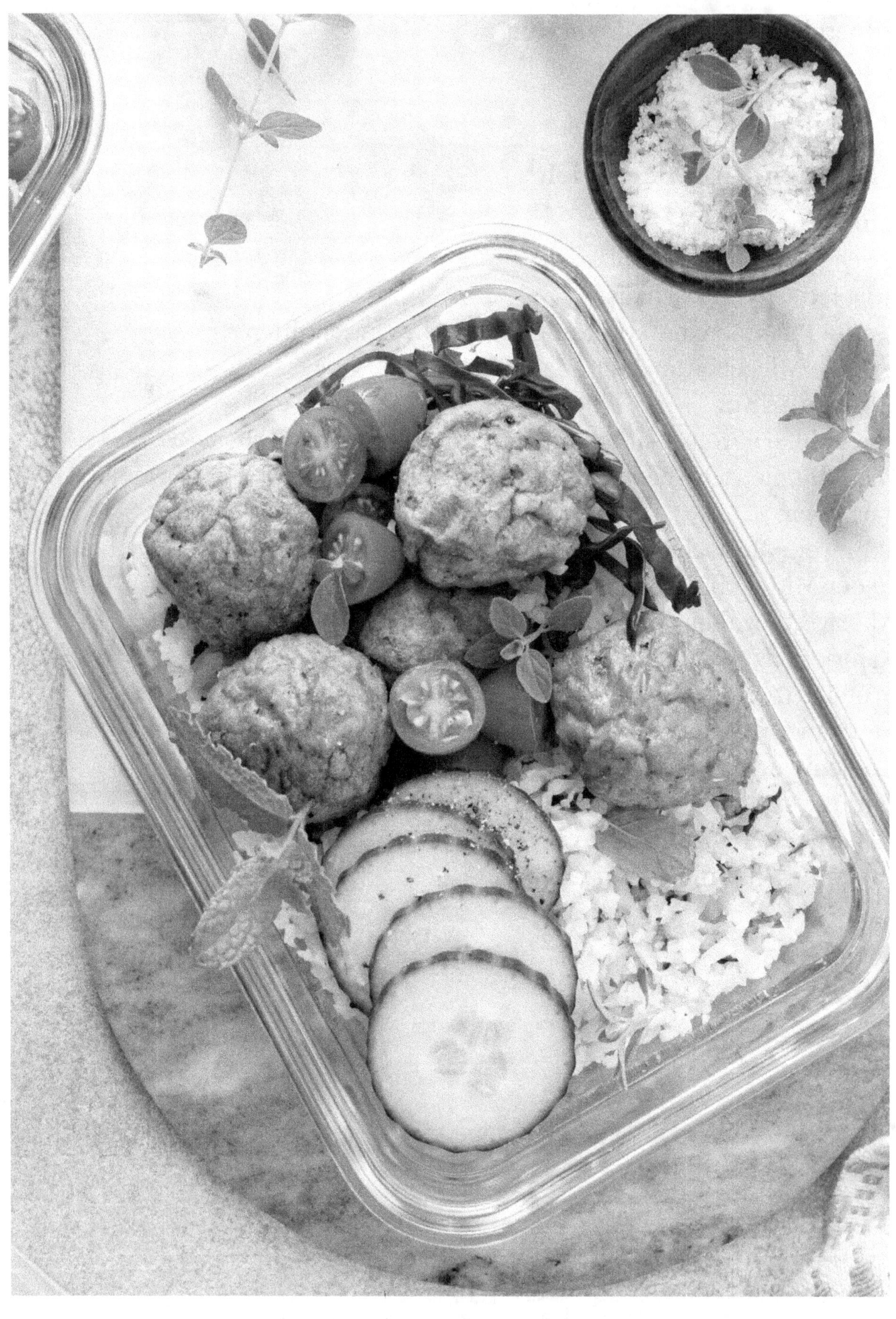

Rezepte für eine Person.

Geeignet sowohl für das Mittag- als auch für das Abendessen.

Bresaola-Spinat-Salat mit Brokkoli

Zutaten:
50 g Bresaola
Eine Handvoll frischer Spinat
50 g Brokkoli, in Röschen geschnitten
Gemischte Paprikastreifen
1 TL Olivenöl
Eine Prise Salz und Pfeffer

Zubereitung:
Den Spinat und die Bresaola auf einem Teller anrichten.
Die Brokkoliröschen und die Paprikastreifen darüber verteilen.
Mit Olivenöl beträufeln und mit Salz und Pfeffer würzen.
Nährwertangaben (pro Portion):
Kalorien: 180 kcal
Protein: 15 g
Fett: 8 g
Kohlenhydrate: 10 g
Zucker: 5 g
Mineralien: Eisen, Kalium
Vitamine: Vitamin A, Vitamin C

Hähnchen-Gemüse-Pfanne mit Paprika und Zucchini

Zutaten:

100 g Hähnchenbrust, in Streifen geschnitten
1 rote Paprika, in Streifen geschnitten
1 kleine Zucchini, in Scheiben geschnitten
Eine Handvoll Blattspinat
1 TL Olivenöl
Eine Prise Salz und Pfeffer
Frische Kräuter nach Belieben (z.B. Petersilie, Thymian)

Zubereitung:

Das Hähnchenfleisch in einer Pfanne mit Olivenöl anbraten, bis es gar ist.
Die Paprikastreifen und Zucchinischeiben hinzufügen und kurz anbraten.
Den Blattspinat dazugeben und unter Rühren zusammenfallen lassen.
Mit Salz, Pfeffer und frischen Kräutern würzen und servieren.
Nährwertangaben (pro Portion):
Kalorien: 220 kcal
Protein: 20 g
Fett: 8 g
Kohlenhydrate: 15 g
Zucker: 8 g
Mineralien: Kalzium, Magnesium
Vitamine: Vitamin A, Vitamin C

Gegrillte Hähnchenbrust mit gemischtem Gemüse

Zutaten:
1 Hähnchenbrustfilet

Gemischtes Gemüse nach Wahl (z.B. Paprika, Zucchini, Auberginen, Tomaten)

1 TL Olivenöl

Eine Prise Salz und Pfeffer

Frische Kräuter nach Belieben (z.B. Rosmarin, Oregano)

Zubereitung:

Das Gemüse und die Hähnchenbrust mit Olivenöl beträufeln und mit Salz, Pfeffer und Kräutern würzen.

Auf einem Grill oder in einer Grillpfanne garen, bis das Hähnchen durchgebraten und das Gemüse weich ist.

Auf einem Teller anrichten und servieren.

Nährwertangaben (pro Portion):

Kalorien: 250 kcal

Protein: 25 g

Fett: 10 g

Kohlenhydrate: 15 g

Zucker: 8 g

Mineralien: Kalium, Eisen

Vitamine: Vitamin A, Vitamin C

Rindfleisch-Gemüse-Eintopf mit Kohl und Karotten

Zutaten:

100 g mageres Rindfleisch, in Würfel geschnitten

Gemüse nach Wahl (z.B. Kohl, Karotten, Zwiebeln)

1 TL Olivenöl

200 ml Gemüsebrühe

Eine Prise Salz und Pfeffer

Frische Petersilie zum Garnieren

Zubereitung:

Das Rindfleisch in einem Topf mit Olivenöl anbraten, bis es braun ist.

Das geschnittene Gemüse hinzufügen und kurz anbraten.

Mit Gemüsebrühe ablöschen und köcheln lassen, bis das Gemüse weich ist.

Mit Salz und Pfeffer abschmecken, mit frischer Petersilie garnieren und servieren.

Nährwertangaben (pro Portion):

Kalorien: 280 kcal

Protein: 20 g

Fett: 12 g

Kohlenhydrate: 20 g

Zucker: 8 g

Mineralien: Eisen, Kalium

Vitamine: Vitamin A, Vitamin K

Gefüllte Paprika mit Hähnchen und Gemüse

Zutaten:

1 große Paprika

100 g Hähnchenfleisch, gewürfelt

Gemüse nach Wahl (z.B. Zwiebeln, Tomaten, Spinat)

Eine Prise Salz und Pfeffer

1 TL Olivenöl

Frische Kräuter (z.B. Basilikum, Petersilie)

Zubereitung:

Die Paprika halbieren und entkernen.

Das Hähnchenfleisch und das Gemüse in einer Pfanne mit Olivenöl anbraten, bis das Fleisch durchgegart ist und das Gemüse weich ist.

Die Paprikahälften mit der Hähnchen-Gemüsemischung füllen.

Mit Salz, Pfeffer und frischen Kräutern würzen und im Ofen backen, bis die Paprika weich ist.

Servieren und genießen.

Nährwertangaben (pro Portion):

Kalorien: 240 kcal

Protein: 18 g

Fett: 10 g

Kohlenhydrate: 15 g

Zucker: 8 g

Mineralien: Kalium, Eisen
Vitamine: Vitamin A, Vitamin C

Kaninchenragout mit Gemüse

Zutaten:

100 g Kaninchenfleisch, gewürfelt
Gemüse nach Wahl (z.B. Zwiebeln, Karotten, Sellerie)
1 TL Olivenöl
200 ml Gemüsebrühe
Eine Prise Salz und Pfeffer
Frische Kräuter (z.B. Rosmarin, Thymian)

Zubereitung:

Das Kaninchenfleisch in einem Topf mit Olivenöl anbraten, bis es braun ist.
Das geschnittene Gemüse hinzufügen und kurz anbraten.
Mit Gemüsebrühe ablöschen und köcheln lassen, bis das Fleisch zart ist
und das Gemüse weich ist.
Mit Salz, Pfeffer und frischen Kräutern würzen, und servieren.
Nährwertangaben (pro Portion):
Kalorien: 270 kcal
Protein: 22 g
Fett: 12 g
Kohlenhydrate: 15 g
Zucker: 5 g
Mineralien: Eisen, Kalium
Vitamine: Vitamin A, Vitamin C

Spinat-Rührei mit Speck

Zutaten:

2 Eier

Eine Handvoll frischer Spinat
2 Scheiben magerer Speck
Eine Prise Salz und Pfeffer
1 TL Olivenöl

Zubereitung:

Den Spinat in einer Pfanne mit Olivenöl kurz anbraten, bis er zusammenfällt.

Die Eier in die Pfanne geben und zu Rühreiern verrühren.

Den Speck in einer separaten Pfanne knusprig braten.

Das Rührei auf einem Teller anrichten und mit dem knusprigen Speck servieren.

Nährwertangaben (pro Portion):

Kalorien: 280 kcal

Protein: 20 g

Fett: 18 g

Kohlenhydrate: 5 g

Zucker: 2 g

Mineralien: Eisen, Kalzium

Vitamine: Vitamin A, Vitamin D

Hähnchen-Gemüse-Wrap mit Vollkorn-Tortilla

Zutaten:

100 g Hähnchenbrust, in Streifen geschnitten
Gemüse nach Wahl (z.B. Paprika, Zucchini, Tomaten)
1 Vollkorn-Tortilla
Eine Handvoll gemischter Blattsalat
Eine Prise Salz und Pfeffer
1 TL Olivenöl

Zubereitung:

Das Hähnchenfleisch in einer Pfanne mit Olivenöl anbraten, bis es gar ist.

Das Gemüse ebenfalls in der Pfanne anbraten, bis es weich ist.

Die Tortilla mit dem gebratenen Hähnchen und Gemüse belegen.

Mit frischem Blattsalat füllen und zu einem Wrap rollen.

In der Mitte halbieren und servieren.

Nährwertangaben (pro Portion):
Kalorien: 300 kcal
Protein: 22 g
Fett: 10 g
Kohlenhydrate: 25 g
Zucker: 8 g
Mineralien: Eisen, Kalium, Vitamine: Vitamin A, Vitamin C

Rinderfilet mit Gemüsepfanne

Zutaten:
100 g Rinderfilet, in Scheiben geschnitten
Gemüse nach Wahl (z.B. Brokkoli, Paprika, Zwiebeln)
1 TL Olivenöl
Eine Prise Salz und Pfeffer
Frische Kräuter nach Belieben (z.B. Rosmarin, Thymian)
Zubereitung:
Das Rinderfilet in einer Pfanne mit Olivenöl anbraten, bis es die gewünschte Garstufe erreicht hat.
Das Gemüse hinzufügen und kurz anbraten, bis es bissfest ist.
Mit Salz, Pfeffer und frischen Kräutern würzen und servieren.
Nährwertangaben (pro Portion):
Kalorien: 280 kcal
Protein: 24 g
Fett: 14 g
Kohlenhydrate: 15 g
Zucker: 5 g
Mineralien: Eisen, Kalium
Vitamine: Vitamin A, Vitamin C

Gebratene Putenbrust mit Gemüse

Zutaten:
100 g Putenbrust, in Scheiben geschnitten
Gemüse nach Wahl (z.B. Zucchini, Pilze, Tomaten)
1 TL Olivenöl

Eine Prise Salz und Pfeffer
Frische Kräuter nach Belieben (z.B. Petersilie, Basilikum)
Zubereitung:
Die Putenbrust in einer Pfanne mit Olivenöl anbraten, bis sie durchgegart ist.
Das Gemüse hinzufügen und kurz anbraten, bis es weich ist.
Mit Salz, Pfeffer und frischen Kräutern würzen und servieren.
Nährwertangaben (pro Portion):
Kalorien: 260 kcal
Protein: 22 g
Fett: 12 g
Kohlenhydrate: 15 g
Zucker: 5 g
Mineralien: Eisen, Kalium
Vitamine: Vitamin A, Vitamin C

Mediterraner Fischtopf mit Gemüse

Zutaten:
100 g Seebrassenfilet
100 g Seebarschfilet
Eine Handvoll Spinat
Eine Handvoll Paprikastreifen
Eine Handvoll Blumenkohlröschen
1/2 Zitrone, in Scheiben geschnitten
Eine Prise Salz und Pfeffer
1 TL Olivenöl

Zubereitung:
Backofen auf 180°C vorheizen.
Seebrasse und Seebarsch waschen und trocken tupfen.
Gemüse und Zitronenscheiben in eine Auflaufform geben, mit Olivenöl beträufeln.
Fisch darauf legen, mit Salz und Pfeffer würzen.
Für ca. 20 Minuten backen, bis der Fisch durchgegart ist.

Mit frischem Spinat servieren.

Nährwertangaben (pro Portion):

Kalorien: 220 kcal

Protein: 30 g

Fett: 8 g

Kohlenhydrate: 10 g

Zucker: 3 g

Mineralien: Eisen, Kalzium

Vitamine: Vitamin C, Vitamin D

Kabeljaueintopf mit Gemüse

Zutaten:

100 g Kabeljaufilet

Eine Handvoll Zucchinischeiben

Eine Handvoll Blumenkohlröschen

Eine Handvoll Paprikastreifen

1 TL Olivenöl

Eine Prise Salz und Pfeffer

Frische Kräuter nach Belieben (z.B. Petersilie, Thymian)

Zubereitung:

Olivenöl in einem Topf erhitzen.

Gemüse hinzufügen und kurz anbraten.

Kabeljaufilet darauf legen, mit Salz und Pfeffer würzen.

Für ca. 15 Minuten köcheln lassen, bis der Fisch gar ist.

Mit frischen Kräutern garnieren und servieren.

Nährwertangaben (pro Portion):

Kalorien: 240 kcal

Protein: 25 g

Fett: 10 g

Kohlenhydrate: 12 g

Zucker: 4 g

Mineralien: Kalium, Magnesium

Vitamine: Vitamin A, Vitamin C

Seehecht-Eintopf mit Gemüse

Zutaten:

100 g Seehechtfilet
Eine Handvoll Spinat
Eine Handvoll Zucchinischeiben
Eine Handvoll Kohlsprossen
1 TL Olivenöl
Eine Prise Salz und Pfeffer
Frische Kräuter nach Belieben (z.B. Dill, Schnittlauch)

Zubereitung:

Olivenöl in einem Topf erhitzen.
Gemüse hinzufügen und kurz anbraten.
Seehechtfilet darauf legen, mit Salz und Pfeffer würzen.
Für ca. 15 Minuten köcheln lassen, bis der Fisch gar ist.
Mit frischen Kräutern garnieren und servieren.
Nährwertangaben (pro Portion):
Kalorien: 230 kcal
Protein: 26 g
Fett: 9 g
Kohlenhydrate: 10 g
Zucker: 3 g
Mineralien: Eisen, Kalium
Vitamine: Vitamin A, Vitamin K

Gemüseeintopf mit Blumenkohl und Paprika

Zutaten:

Eine Handvoll Blumenkohlröschen
Eine Handvoll Paprikastreifen
Eine Handvoll Zucchinischeiben

Eine Handvoll Kohlsprossen

1 TL Olivenöl

Eine Prise Salz und Pfeffer

Frische Kräuter nach Belieben (z.B. Petersilie, Thymian)

Zubereitung:

Olivenöl in einem Topf erhitzen.

Gemüse hinzufügen und kurz anbraten.

Mit Salz und Pfeffer würzen und für ca. 20 Minuten köcheln lassen, bis das Gemüse weich ist.

Mit frischen Kräutern garnieren und servieren.

Nährwertangaben (pro Portion):

Kalorien: 150 kcal

Protein: 5 g

Fett: 7 g

Kohlenhydrate: 12 g

Zucker: 5 g

Mineralien: Kalium, Magnesium

Vitamine: Vitamin A, Vitamin C

Paprika-Blumenkohl-Eintopf mit Seezunge

Zutaten:

100 g Seezungenfilet

Eine Handvoll Blumenkohlröschen

Eine Handvoll Paprikastreifen

Eine Handvoll Zucchinischeiben

1 TL Olivenöl

Eine Prise Salz und Pfeffer

Frische Kräuter nach Belieben (z.B. Basilikum, Oregano)

Zubereitung:

Olivenöl in einem Topf erhitzen.

Gemüse hinzufügen und kurz anbraten.

Seezungenfilet darauf legen, mit Salz und Pfeffer würzen.

Für ca. 10 Minuten köcheln lassen, bis der Fisch gar ist.

Mit frischen Kräutern garnieren und servieren.

Nährwertangaben (pro Portion):
Kalorien: 180 kcal
Protein: 20 g
Fett: 8 g
Kohlenhydrate: 10 g
Zucker: 3 g
Mineralien: Eisen, Kalzium
Vitamine: Vitamin A, Vitamin C

Seebarsch-Blumenkohl-Eintopf

Zutaten:

100 g Seebarschfilet
Eine Handvoll Blumenkohlröschen
Eine Handvoll Zucchinischeiben
Eine Handvoll Spinat
Eine Handvoll Paprikastreifen
50 g brauner Reis
Eine Prise Salz und Pfeffer
1 TL Olivenöl

Zubereitung:

Den braunen Reis nach Packungsanleitung kochen.
Olivenöl in einem Topf erhitzen.
Blumenkohlröschen, Zucchinischeiben und Paprikastreifen hinzufügen und kurz anbraten.
Seebarschfilet darauf legen, mit Salz und Pfeffer würzen.
Für ca. 15 Minuten köcheln lassen, bis der Fisch gar ist.
Den Spinat unterheben und kurz mitköcheln lassen.
Mit gekochtem braunem Reis servieren.
Nährwertangaben (pro Portion):
Kalorien: 280 kcal
Protein: 25 g
Fett: 10 g
Kohlenhydrate: 20 g
Zucker: 3 g

Mineralien: Eisen, Kalium
Vitamine: Vitamin A, Vitamin C

Kabeljau-Eintopf mit Rosenkohl und Spinat

Zutaten:
100 g Kabeljaufilet
Eine Handvoll Rosenkohlröschen
Eine Handvoll Spinat
Eine Handvoll Paprikastreifen
50 g brauner Reis
Eine Prise Salz und Pfeffer
1 TL Olivenöl

Zubereitung:
Den braunen Reis nach Packungsanleitung kochen.
Olivenöl in einem Topf erhitzen.
Rosenkohlröschen, Spinat und Paprikastreifen hinzufügen und kurz
anbraten.
Kabeljaufilet darauf legen, mit Salz und Pfeffer würzen.
Für ca. 15 Minuten köcheln lassen, bis der Fisch gar ist.
Mit gekochtem braunem Reis servieren.
Nährwertangaben (pro Portion):
Kalorien: 260 kcal
Protein: 22 g
Fett: 9 g
Kohlenhydrate: 18 g
Zucker: 2 g
Mineralien: Eisen, Kalium
Vitamine: Vitamin A, Vitamin C

Makrelen-Zucchini-Eintopf mit Blumenkohl

Zutaten:
100 g Makrelenfilet
Eine Handvoll Zucchinischeiben
Eine Handvoll Blumenkohlröschen
Eine Handvoll Spinat
Eine Handvoll Paprikastreifen
50 g brauner Reis
Eine Prise Salz und Pfeffer
1 TL Olivenöl

Zubereitung:
Den braunen Reis nach Packungsanleitung kochen.
Olivenöl in einem Topf erhitzen.
Zucchinischeiben, Blumenkohlröschen und Paprikastreifen hinzufügen und kurz anbraten.
Makrelenfilet darauf legen, mit Salz und Pfeffer würzen.
Für ca. 15 Minuten köcheln lassen, bis der Fisch gar ist.
Den Spinat unterheben und kurz mitköcheln lassen.
Mit gekochtem braunem Reis servieren.
Nährwertangaben (pro Portion):
Kalorien: 290 kcal
Protein: 26 g
Fett: 11 g
Kohlenhydrate: 22 g
Zucker: 3 g
Mineralien: Eisen, Kalium
Vitamine: Vitamin A, Vitamin C

Seehecht-Paprika-Eintopf mit Spinat

Zutaten:
100 g Seehechtfilet
Eine Handvoll Paprikastreifen
Eine Handvoll Zucchinischeiben

Eine Handvoll Spinat
Eine Handvoll Rosenkohlröschen
50 g brauner Reis
Eine Prise Salz und Pfeffer
1 TL Olivenöl

Zubereitung:

Den braunen Reis nach Packungsanleitung kochen.

Olivenöl in einem Topf erhitzen.

Paprikastreifen, Zucchinischeiben und Rosenkohlröschen hinzufügen und kurz anbraten.

Seehechtfilet darauf legen, mit Salz und Pfeffer würzen.

Für ca. 15 Minuten köcheln lassen, bis der Fisch gar ist.

Den Spinat unterheben und kurz mitköcheln lassen.

Mit gekochtem braunem Reis servieren.

Nährwertangaben (pro Portion):

Kalorien: 270 kcal

Protein: 24 g

Fett: 10 g

Kohlenhydrate: 20 g

Zucker: 3 g

Mineralien: Eisen, Kalzium

Vitamine: Vitamin A, Vitamin C

Zucchinieintopf mit Seebarsch und Blumenkohl

Zutaten:
100 g Seebarschfilet
Eine Handvoll Zucchinischeiben
Eine Handvoll Blumenkohlröschen
Eine Handvoll Spinat
Eine Handvoll Paprikastreifen
50 g brauner Reis
Eine Prise Salz und Pfeffer
1 TL Olivenöl
Zubereitung:

Den braunen Reis nach Packungsanleitung kochen.
Olivenöl in einem Topf erhitzen.
Zucchinischeiben, Blumenkohlröschen und Paprikastreifen hinzufügen und kurz anbraten.
Seebarschfilet darauf legen, mit Salz und Pfeffer würzen.
Für ca. 15 Minuten köcheln lassen, bis der Fisch gar ist.
Den Spinat unterheben und kurz mitköcheln lassen.
Mit gekochtem braunem Reis servieren.
Nährwertangaben (pro Portion):
Kalorien: 260 kcal
Protein: 23 g
Fett: 9 g
Kohlenhydrate: 19 g
Zucker: 3 g
Mineralien: Eisen, Kalium
Vitamine: Vitamin A, Vitamin C

Blumenkohl-Zucchini-Eintopf mit Seehecht

Zutaten:
100 g Seehechtfilet
Eine Handvoll Blumenkohlröschen
Eine Handvoll Zucchinischeiben
Eine Handvoll Spinat
Eine Handvoll Paprikastreifen
50 g brauner Reis
Eine Prise Salz und Pfeffer
1 TL Olivenöl
Zubereitung:
Den braunen Reis nach Packungsanleitung kochen.
Olivenöl in einem Topf erhitzen.
Blumenkohlröschen, Zucchinischeiben und Paprikastreifen hinzufügen und kurz anbraten.
Seehechtfilet darauf legen, mit Salz und Pfeffer würzen.

Für ca. 15 Minuten köcheln lassen, bis der Fisch gar ist.

Den Spinat unterheben und kurz mitköcheln lassen.

Mit gekochtem braunem Reis servieren.

Nährwertangaben (pro Portion):

Kalorien: 270 kcal

Protein: 24 g

Fett: 9 g

Kohlenhydrate: 19 g

Zucker: 3 g

Mineralien: Eisen, Kalium

Vitamine: Vitamin A, Vitamin C

Spinat-Paprika-Eintopf mit Kabeljau

Zutaten:

100 g Kabeljaufilet

Eine Handvoll Spinat

Eine Handvoll Paprikastreifen

Eine Handvoll Zucchinischeiben

Eine Handvoll Blumenkohlröschen

50 g brauner Reis

Eine Prise Salz und Pfeffer

1 TL Olivenöl

Zubereitung:

Den braunen Reis nach Packungsanleitung kochen.

Olivenöl in einem Topf erhitzen.

Spinat, Paprikastreifen, Zucchinischeiben und Blumenkohlröschen
hinzufügen und kurz anbraten.

Kabeljaufilet darauf legen, mit Salz und Pfeffer würzen.

Für ca. 15 Minuten köcheln lassen, bis der Fisch gar ist.

Mit gekochtem braunem Reis servieren.

Nährwertangaben (pro Portion):

Kalorien: 260 kcal

Protein: 23 g

Fett: 8 g

Kohlenhydrate: 18 g
Zucker: 3 g
Mineralien: Eisen, Kalium
Vitamine: Vitamin A, Vitamin C

Zucchini-Kohlrabi-Eintopf mit Seezunge

Zutaten:
100 g Seezungenfilet
Eine Handvoll Zucchinischeiben
Eine Handvoll Kohlrabischeiben
Eine Handvoll Spinat
Eine Handvoll Paprikastreifen
50 g brauner Reis
Eine Prise Salz und Pfeffer
1 TL Olivenöl

Zubereitung:
Den braunen Reis nach Packungsanleitung kochen.
Olivenöl in einem Topf erhitzen.
Zucchinischeiben, Kohlrabischeiben, Spinat und Paprikastreifen
hinzufügen und kurz anbraten.
Seezungenfilet darauf legen, mit Salz und Pfeffer würzen.
Für ca. 15 Minuten köcheln lassen, bis der Fisch gar ist.
Mit gekochtem braunem Reis servieren.
Nährwertangaben (pro Portion):
Kalorien: 270 kcal
Protein: 24 g
Fett: 9 g
Kohlenhydrate: 19 g
Zucker: 3 g
Mineralien: Eisen, Kalium
Vitamine: Vitamin A, Vitamin C

Paprika-Spinat-Eintopf mit Makrele

Zutaten:
100 g Makrelenfilet
Eine Handvoll Paprikastreifen
Eine Handvoll Spinat
Eine Handvoll Zucchinischeiben
Eine Handvoll Blumenkohlröschen
50 g brauner Reis
Eine Prise Salz und Pfeffer
1 TL Olivenöl
Zubereitung:
Den braunen Reis nach Packungsanleitung kochen.
Olivenöl in einem Topf erhitzen.
Paprikastreifen, Spinat, Zucchinischeiben und Blumenkohlröschen
hinzufügen und kurz anbraten.
Makrelenfilet darauf legen, mit Salz und Pfeffer würzen.
Für ca. 15 Minuten köcheln lassen, bis der Fisch gar ist.
Mit gekochtem braunem Reis servieren.
Nährwertangaben (pro Portion):
Kalorien: 280 kcal
Protein: 25 g
Fett: 10 g
Kohlenhydrate: 20 g
Zucker: 3 g
Mineralien: Eisen, Kalium
Vitamine: Vitamin A, Vitamin

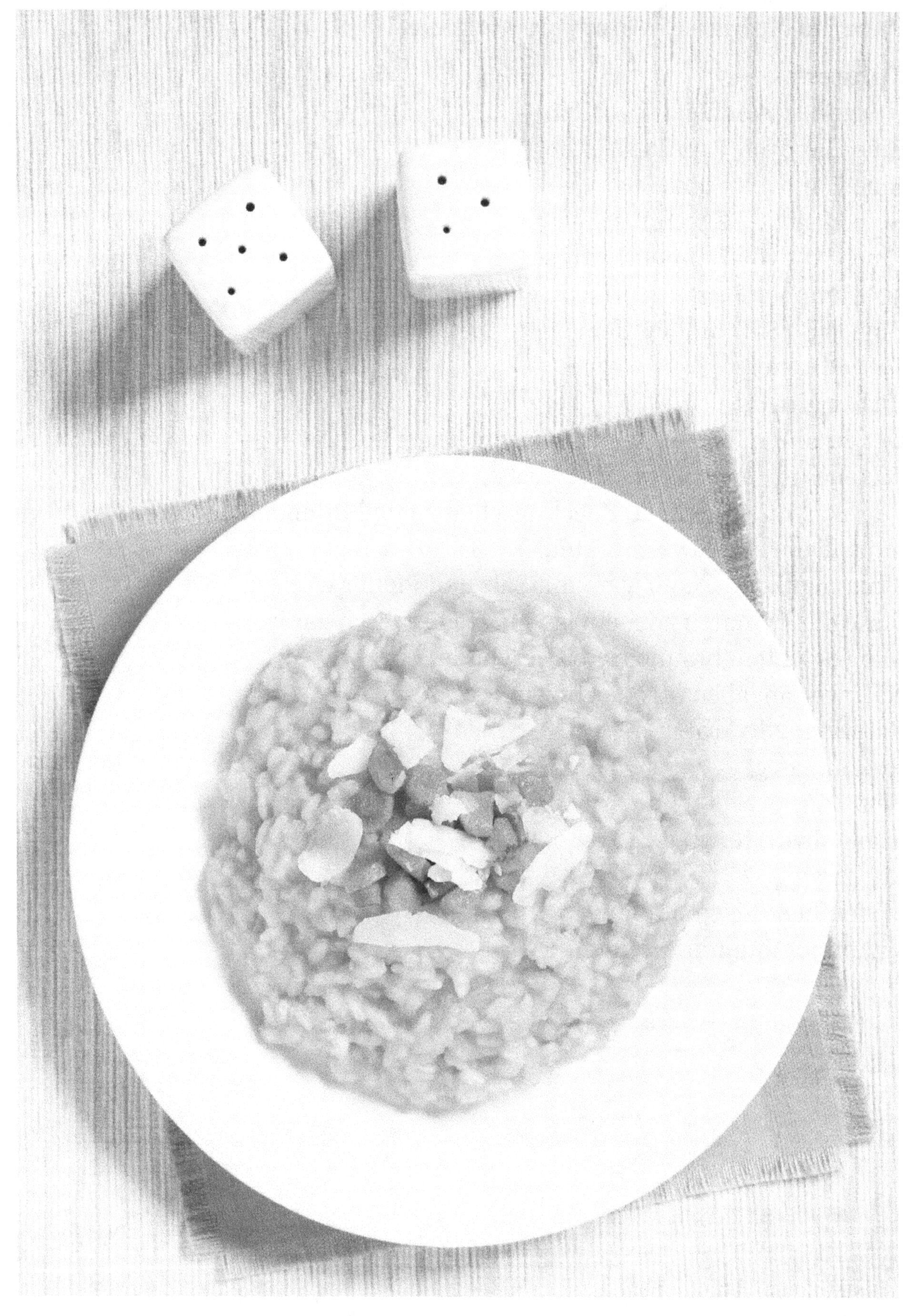

Erste Gänge

Vollkorn-Spaghetti mit Lachs und Brokkoli

Zutaten:
50 g Vollkorn-Spaghetti
100 g Lachsfilet
Eine Handvoll Brokkoliröschen
Eine Handvoll Kirschtomaten, halbiert
Eine Knoblauchzehe, gehackt
Eine Prise Salz und Pfeffer
1 TL Olivenöl
Frischer Zitronensaft nach Geschmack
Frischer Basilikum zum Garnieren
Zubereitung:
Die Vollkorn-Spaghetti nach Packungsanleitung al dente kochen.
Olivenöl in einer Pfanne erhitzen und den gehackten Knoblauch
hinzufügen.
Lachsfilet hinzufügen und von beiden Seiten goldbraun anbraten.
Brokkoliröschen und Kirschtomaten hinzufügen, mit Salz und Pfeffer
würzen und köcheln lassen, bis das Gemüse weich ist.
Die gekochten Vollkorn-Spaghetti hinzufügen und alles gut vermengen.
Mit frischem Zitronensaft beträufeln und mit frischem Basilikum
garnieren.
Nährwertangaben (pro Portion):
Kalorien: 350 kcal
Protein: 25 g
Fett: 10 g
Kohlenhydrate: 40 g
Zucker: 3 g
Mineralien: Eisen, Kalzium

Vitamine: Vitamin A, Vitamin C

Roggenrisotto mit Hähnchen und Pilzen

Zutaten:
50 g Roggen
100 g Hähnchenbrust, in Würfel geschnitten
Eine Handvoll Champignons, in Scheiben geschnitten
Eine Handvoll Spinat
Eine Schalotte, fein gehackt
Eine Knoblauchzehe, gehackt
Eine Prise Salz und Pfeffer
1 TL Olivenöl
Gemüsebrühe nach Bedarf
Zubereitung:
Roggen in einem Topf mit Gemüsebrühe köcheln, bis er weich ist.
Olivenöl in einer Pfanne erhitzen und die gehackte Schalotte und
Knoblauch darin anbraten.
Hähnchenwürfel hinzufügen und goldbraun braten.
Champignons hinzufügen und weiter braten, bis sie weich sind.
Spinat hinzufügen und kurz zusammenfallen lassen.
Gekochten Roggen unterheben und alles gut vermengen.
Mit Salz und Pfeffer abschmecken und servieren.
Nährwertangaben (pro Portion):
Kalorien: 320 kcal
Protein: 26 g
Fett: 8 g
Kohlenhydrate: 35 g
Zucker: 2 g
Mineralien: Eisen, Magnesium
Vitamine: Vitamin A, Vitamin K

Dinkel-Gemüsepfanne mit Rindfleisch

Zutaten:

50 g Dinkel

100 g mageres Rindfleisch, in Streifen geschnitten

Eine Handvoll Paprikastreifen

Eine Handvoll Zucchinischeiben

Eine Handvoll Karotten, in dünne Scheiben geschnitten

Eine Handvoll Erbsen

Eine Schalotte, fein gehackt

Eine Knoblauchzehe, gehackt

Eine Prise Salz und Pfeffer

1 TL Olivenöl

Zubereitung:

Dinkel in einem Topf mit Wasser köcheln, bis er weich ist.

Olivenöl in einer Pfanne erhitzen und die gehackte Schalotte und
Knoblauch darin anbraten.

Rindfleischstreifen hinzufügen und anbraten, bis sie goldbraun sind.

Paprikastreifen, Zucchinischeiben, Karottenscheiben und Erbsen
hinzufügen und unter Rühren kochen, bis das Gemüse weich ist.

Gekochten Dinkel unterheben und alles gut vermengen.

Mit Salz und Pfeffer abschmecken und servieren.

Nährwertangaben (pro Portion):

Kalorien: 330 kcal

Protein: 24 g

Fett: 9 g

Kohlenhydrate: 38 g

Zucker: 3 g

Mineralien: Eisen, Kalium

Vitamine: Vitamin A, Vitamin C

Weizennudeltopf mit Gemüse und Hähnchen

Zutaten:

50 g Weizennudeln

100 g Hähnchenbrust, in Streifen geschnitten

Eine Handvoll Brokkoliröschen
Eine Handvoll Kirschtomaten, halbiert
Eine Handvoll Spinat
Eine Schalotte, fein gehackt
Eine Knoblauchzehe, gehackt
Eine Prise Salz und Pfeffer
1 TL Olivenöl

Zubereitung:
Weizennudeln nach Packungsanleitung kochen, abgießen und beiseite stellen.
Olivenöl in einer Pfanne erhitzen und die gehackte Schalotte und Knoblauch darin anbraten.
Hähnchenstreifen hinzufügen und goldbraun braten.
Brokkoliröschen und Kirschtomaten hinzufügen, mit Salz und Pfeffer würzen und köcheln lassen, bis das Gemüse weich ist.
Spinat hinzufügen und kurz zusammenfallen lassen.
Gekochte Weizennudeln unterheben und alles gut vermengen.
Mit Salz und Pfeffer abschmecken und servieren.
Nährwertangaben (pro Portion):
Kalorien: 340 kcal
Protein: 25 g
Fett: 9 g
Kohlenhydrate: 36 g
Zucker: 3 g
Mineralien: Eisen, Kalzium
Vitamine: Vitamin A, Vitamin C

Gemüse-Risotto mit Hähnchen und Vollkornreis

Zutaten:
50 g Vollkornreis
100 g Hähnchenbrust, in Würfel geschnitten
Eine Handvoll Paprikastreifen
Eine Handvoll Zucchinischeiben
Eine Handvoll Erbsen

Eine Schalotte, fein gehackt
Eine Knoblauchzehe, gehackt
Eine Prise Salz und Pfeffer
1 TL Olivenöl

Zubereitung:

Vollkornreis in einem Topf mit Gemüsebrühe köcheln, bis er weich ist.
Olivenöl in einer Pfanne erhitzen und die gehackte Schalotte und Knoblauch darin anbraten.
Hähnchenwürfel hinzufügen und goldbraun braten.
Paprikastreifen, Zucchinischeiben und Erbsen hinzufügen und köcheln lassen, bis das Gemüse weich ist.
Gekochten Vollkornreis unterheben und alles gut vermengen.
Mit Salz und Pfeffer abschmecken und servieren.
Nährwertangaben (pro Portion):
Kalorien: 330 kcal
Protein: 24 g
Fett: 9 g
Kohlenhydrate: 38 g
Zucker: 3 g
Mineralien: Eisen, Kalium
Vitamine: Vitamin A, Vitamin C

Roggen-Gemüse-Eintopf mit Hähnchen

Zutaten:

50 g Roggen
100 g Hähnchenbrust, in Würfel geschnitten
Eine Handvoll Brokkoliröschen
Eine Handvoll Karottenscheiben
Eine Handvoll Erbsen
Eine Handvoll Paprikastreifen
Eine Schalotte, fein gehackt
Eine Knoblauchzehe, gehackt
Eine Prise Salz und Pfeffer
1 TL Olivenöl

Zubereitung:
Roggen in einem Topf mit Wasser köcheln, bis er weich ist.
Olivenöl in einer Pfanne erhitzen und die gehackte Schalotte und Knoblauch darin anbraten.
Hähnchenwürfel hinzufügen und goldbraun braten.
Brokkoliröschen, Karottenscheiben, Erbsen und Paprikastreifen hinzufügen und köcheln lassen, bis das Gemüse weich ist.
Gekochten Roggen unterheben und alles gut vermengen.
Mit Salz und Pfeffer abschmecken und servieren.
Nährwertangaben (pro Portion):
Kalorien: 320 kcal
Protein: 26 g
Fett: 8 g
Kohlenhydrate: 35 g
Zucker: 2 g
Mineralien: Eisen, Magnesium
Vitamine: Vitamin A, Vitamin K

Dinkel-Gemüse-Eintopf mit Putenbrust

Zutaten:
50 g Dinkel
100 g Putenbrust, in Streifen geschnitten
Eine Handvoll Blumenkohlröschen
Eine Handvoll Zucchinischeiben
Eine Handvoll Paprikastreifen
Eine Schalotte, fein gehackt
Eine Knoblauchzehe, gehackt
Eine Prise Salz und Pfeffer
1 TL Olivenöl
Zubereitung:
Dinkel in einem Topf mit Wasser köcheln, bis er weich ist.
Olivenöl in einer Pfanne erhitzen und die gehackte Schalotte und Knoblauch darin anbraten.
Putenbruststreifen hinzufügen und goldbraun braten.

Blumenkohlröschen, Zucchinischeiben und Paprikastreifen hinzufügen und köcheln lassen, bis das Gemüse weich ist.

Gekochten Dinkel unterheben und alles gut vermengen.

Mit Salz und Pfeffer abschmecken und servieren.

Nährwertangaben (pro Portion):

Kalorien: 330 kcal

Protein: 25 g

Fett: 9 g

Kohlenhydrate: 38 g

Zucker: 3 g

Mineralien: Eisen, Kalium

Vitamine: Vitamin A, Vitamin C

Weizennudel-Eintopf mit Gemüse und Lachs

Zutaten:

50 g Weizennudeln

100 g Lachsfilet

Eine Handvoll Brokkoliröschen

Eine Handvoll Karottenscheiben

Eine Handvoll Erbsen

Eine Handvoll Spinat

Eine Schalotte, fein gehackt

Eine Knoblauchzehe, gehackt

Eine Prise Salz und Pfeffer

1 TL Olivenöl

Zubereitung:

Weizennudeln nach Packungsanleitung kochen, abgießen und beiseite stellen.

Olivenöl in einer Pfanne erhitzen und die gehackte Schalotte und Knoblauch darin anbraten.

Lachsfilet hinzufügen und von beiden Seiten goldbraun braten.

Brokkoliröschen, Karottenscheiben, Erbsen und Spinat hinzufügen und köcheln lassen, bis das Gemüse weich ist.

Gekochte Weizennudeln unterheben und alles gut vermengen.

Mit Salz und Pfeffer abschmecken und servieren.
Nährwertangaben (pro Portion):
Kalorien: 340 kcal
Protein: 24 g
Fett: 9 g
Kohlenhydrate: 36 g
Zucker: 3 g
Mineralien: Eisen, Kalzium
Vitamine: Vitamin A, Vitamin C

Roggenrisotto mit Gemüse und Putenbrust

Zutaten:
50 g Roggen
100 g Putenbrust, in Streifen geschnitten
Eine Handvoll Paprikastreifen
Eine Handvoll Zucchinischeiben
Eine Handvoll Erbsen
Eine Handvoll Spinat
Eine Schalotte, fein gehackt
Eine Knoblauchzehe, gehackt
Eine Prise Salz und Pfeffer
1 TL Olivenöl
Zubereitung:
Roggen in einem Topf mit Wasser köcheln, bis er weich ist.
Olivenöl in einer Pfanne erhitzen und die gehackte Schalotte und
Knoblauch darin anbraten.
Putenbruststreifen hinzufügen und goldbraun braten.
Paprikastreifen, Zucchinischeiben, Erbsen und Spinat hinzufügen und
köcheln lassen, bis das Gemüse weich ist.
Gekochten Roggen unterheben und alles gut vermengen.
Mit Salz und Pfeffer abschmecken und servieren.
Nährwertangaben (pro Portion):
Kalorien: 320 kcal
Protein: 26 g

Fett: 8 g
Kohlenhydrate: 35 g
Zucker: 2 g
Mineralien: Eisen, Magnesium
Vitamine: Vitamin A, Vitamin K

Dinkel-Risotto mit Gemüse und Hähnchen

Zutaten:
50 g Dinkel
100 g Hähnchenbrust, in Streifen geschnitten
Eine Handvoll Blumenkohlröschen
Eine Handvoll Zucchinischeiben
Eine Handvoll Paprikastreifen
Eine Schalotte, fein gehackt
Eine Knoblauchzehe, gehackt
Eine Prise Salz und Pfeffer
1 TL Olivenöl
Zubereitung:
Dinkel in einem Topf mit Wasser köcheln, bis er weich ist.
Olivenöl in einer Pfanne erhitzen und die gehackte Schalotte und
Knoblauch darin anbraten.
Hähnchenstreifen hinzufügen und goldbraun braten.
Blumenkohlröschen, Zucchinischeiben und Paprikastreifen hinzufügen und
köcheln lassen, bis das Gemüse weich ist.
Gekochten Dinkel unterheben und alles gut vermengen.
Mit Salz und Pfeffer abschmecken und servieren.
Nährwertangaben (pro Portion):
Kalorien: 330 kcal
Protein: 25 g
Fett: 9 g
Kohlenhydrate: 38 g
Zucker: 3 g
Mineralien: Eisen, Kalium
Vitamine: Vitamin A, Vitamin C

Weizennudel-Eintopf mit Gemüse und Putenbrust

Zutaten:

50 g Weizennudeln

100 g Putenbrust, in Streifen geschnitten

Eine Handvoll Brokkoliröschen

Eine Handvoll Karottenscheiben

Eine Handvoll Erbsen

Eine Handvoll Paprikastreifen

Eine Schalotte, fein gehackt

Eine Knoblauchzehe, gehackt

Eine Prise Salz und Pfeffer

1 TL Olivenöl

Zubereitung:

Weizennudeln nach Packungsanleitung kochen, abgießen und beiseite stellen.

Olivenöl in einer Pfanne erhitzen und die gehackte Schalotte und Knoblauch darin anbraten.

Putenbruststreifen hinzufügen und goldbraun braten.

Brokkoliröschen, Karottenscheiben, Erbsen und Paprikastreifen hinzufügen und köcheln lassen, bis das Gemüse weich ist.

Gekochte Weizennudeln unterheben und alles gut vermengen.

Mit Salz und Pfeffer abschmecken und servieren.

Nährwertangaben (pro Portion):

Kalorien: 340 kcal

Protein: 24 g

Fett: 9 g

Kohlenhydrate: 36 g

Zucker: 3 g

Mineralien: Eisen, Kalzium

Vitamine: Vitamin A, Vitamin C

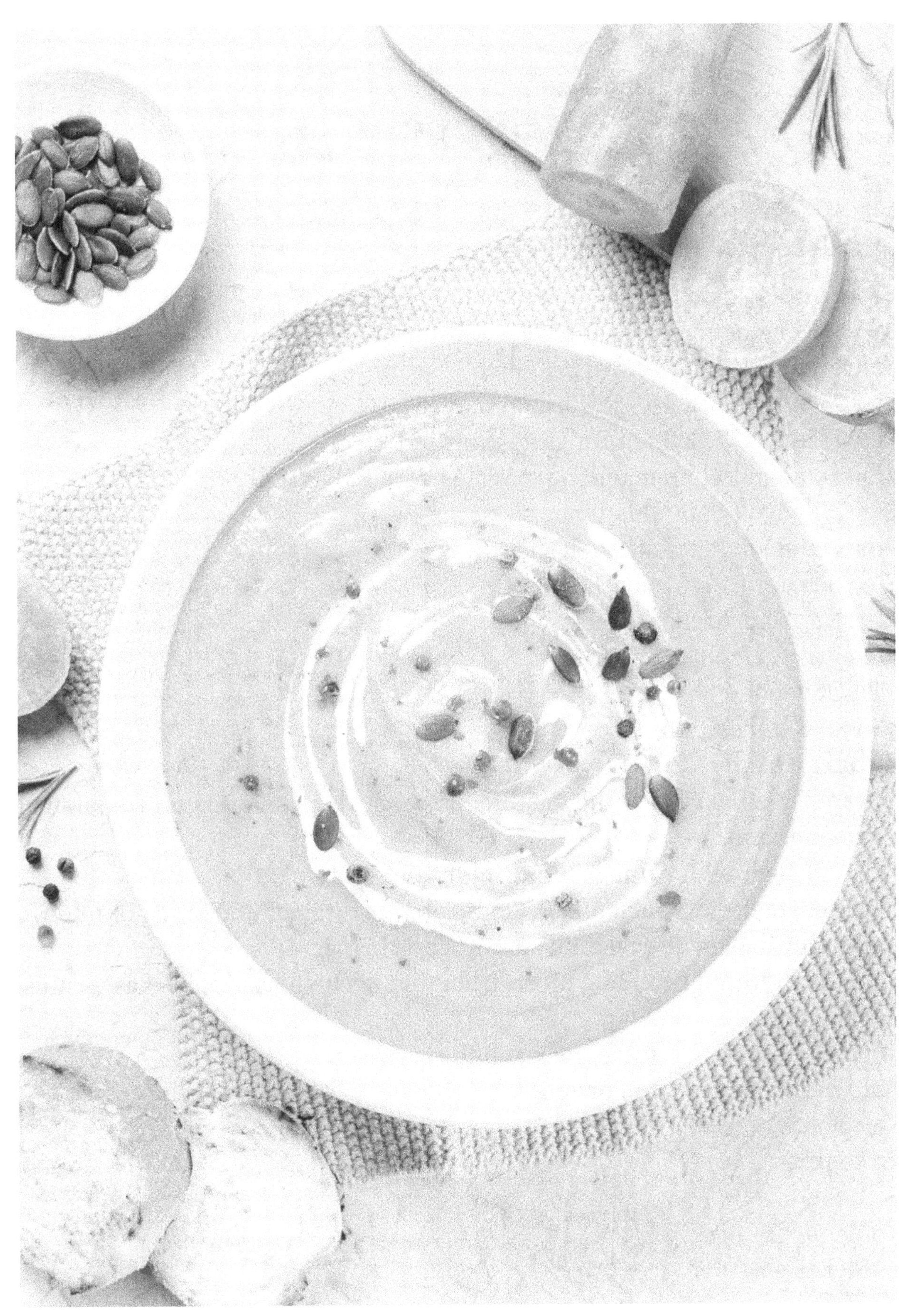

Suppen

Gemüsesuppe mit Hühnchenbrust

Zutaten:

100 g Hühnchenbrust, in Würfel geschnitten

Eine Handvoll Karotten, in Scheiben geschnitten

Eine Handvoll Sellerie, gewürfelt

Eine Handvoll Lauch, in Ringe geschnitten

Eine Handvoll Blumenkohl, in Röschen zerteilt

Eine Handvoll Spinatblätter

Eine Handvoll Petersilie, gehackt

Eine Schalotte, fein gehackt

Eine Knoblauchzehe, gehackt

Eine Prise Salz und Pfeffer

1 TL Olivenöl

500 ml Gemüsebrühe

Zubereitung:

Olivenöl in einem Topf erhitzen und die gehackte Schalotte und Knoblauch darin anbraten.

Hühnchenwürfel hinzufügen und goldbraun braten.

Karotten, Sellerie, Lauch und Blumenkohl hinzufügen und kurz anbraten.

Gemüsebrühe hinzufügen und zum Kochen bringen.

Spinatblätter und Petersilie hinzufügen und köcheln lassen, bis das Gemüse weich ist.

Mit Salz und Pfeffer abschmecken und servieren.

Nährwertangaben (pro Portion):

Kalorien: 250 kcal

Protein: 25 g

Fett: 8 g

Kohlenhydrate: 20 g

Zucker: 6 g

Mineralien: Eisen, Kalium
Vitamine: Vitamin A, Vitamin C

Tomatensuppe mit Garnelen

Zutaten:

100 g Garnelen, geschält
Eine Handvoll Tomaten, gewürfelt
Eine Handvoll Zwiebeln, gehackt
Eine Handvoll Paprika, gewürfelt
Eine Handvoll Sellerie, gewürfelt
Eine Knoblauchzehe, gehackt
Eine Prise Salz und Pfeffer
1 TL Olivenöl
500 ml Gemüsebrühe

Zubereitung:

Olivenöl in einem Topf erhitzen und die gehackte Zwiebel und Knoblauch darin anbraten.
Garnelen hinzufügen und kurz anbraten.
Tomaten, Paprika und Sellerie hinzufügen und kurz mitbraten.
Gemüsebrühe hinzufügen und zum Kochen bringen.
Die Suppe köcheln lassen, bis das Gemüse weich ist.
Mit Salz und Pfeffer abschmecken und servieren.
Nährwertangaben (pro Portion):
Kalorien: 220 kcal
Protein: 20 g
Fett: 7 g
Kohlenhydrate: 18 g
Zucker: 5 g
Mineralien: Eisen, Kalium
Vitamine: Vitamin A, Vitamin C

Linsensuppe mit Gemüse

Zutaten:

50 g rote Linsen
Eine Handvoll Möhrenscheiben
Eine Handvoll Selleriewürfel
Eine Handvoll Zwiebeln, gehackt
Eine Handvoll Spinatblätter
Eine Handvoll Tomaten, gewürfelt
Eine Knoblauchzehe, gehackt
Eine Prise Salz und Pfeffer
1 TL Olivenöl
500 ml Gemüsebrühe

Zubereitung:

Olivenöl in einem Topf erhitzen und die gehackte Zwiebel und Knoblauch darin anbraten.

Möhrenscheiben und Selleriewürfel hinzufügen und kurz anbraten.

Rote Linsen und Gemüsebrühe hinzufügen und zum Kochen bringen.

Die Suppe köcheln lassen, bis die Linsen weich sind.

Spinatblätter und Tomatenwürfel hinzufügen und weitere 5 Minuten köcheln lassen.

Mit Salz und Pfeffer abschmecken und servieren.

Nährwertangaben (pro Portion):

Kalorien: 280 kcal

Protein: 18 g

Fett: 6 g

Kohlenhydrate: 35 g

Zucker: 7 g

Mineralien: Eisen, Kalium

Vitamine: Vitamin A, Vitamin C

Gemüse-Eintopf mit Bohnen

Zutaten:

50 g grüne Bohnen, halbiert

Eine Handvoll Kartoffelwürfel
Eine Handvoll Karottenscheiben
Eine Handvoll Zwiebeln, gehackt
Eine Handvoll Selleriewürfel
Eine Handvoll Brokkoliröschen
Eine Knoblauchzehe, gehackt
Eine Prise Salz und Pfeffer
1 TL Olivenöl
500 ml Gemüsebrühe

Zubereitung:
Olivenöl in einem Topf erhitzen und die gehackte Zwiebel und Knoblauch darin anbraten.
Kartoffelwürfel und Karottenscheiben hinzufügen und kurz anbraten.
Grüne Bohnen, Selleriewürfel und Brokkoliröschen hinzufügen und kurz mitbraten.
Gemüsebrühe hinzufügen und zum Kochen bringen.
Die Suppe köcheln lassen, bis das Gemüse weich ist.
Mit Salz und Pfeffer abschmecken und servieren.
Nährwertangaben (pro Portion):
Kalorien: 270 kcal
Protein: 16 g
Fett: 5 g
Kohlenhydrate: 40 g
Zucker: 8 g
Mineralien: Eisen, Kalzium
Vitamine: Vitamin A, Vitamin K

Spinat-Kichererbsen-Suppe

Zutaten:
50 g Kichererbsen, gekocht
Eine Handvoll Spinatblätter
Eine Handvoll Zwiebeln, gehackt
Eine Knoblauchzehe, gehackt
Eine Handvoll Tomaten, gewürfelt

Eine Prise Kreuzkümmel
Eine Prise Kurkuma
Eine Prise Cayennepfeffer
Eine Prise Salz und Pfeffer
1 TL Olivenöl
500 ml Gemüsebrühe

Zubereitung:

Olivenöl in einem Topf erhitzen und die gehackte Zwiebel und Knoblauch darin anbraten.
Gewürze hinzufügen und kurz anbraten, bis sie aromatisch sind.
Tomatenwürfel und gekochte Kichererbsen hinzufügen und kurz mitbraten.
Gemüsebrühe hinzufügen und zum Kochen bringen.
Die Suppe köcheln lassen, bis die Kichererbsen weich sind.
Spinatblätter hinzufügen und weiter köcheln lassen, bis sie verwelkt sind.
Mit Salz und Pfeffer abschmecken und servieren.
Nährwertangaben (pro Portion):
Kalorien: 280 kcal
Protein: 15 g
Fett: 6 g
Kohlenhydrate: 40 g
Zucker: 5 g
Mineralien: Eisen, Magnesium
Vitamine: Vitamin A, Vitamin C

Hühnerbrühe mit Gemüse und Quinoa

Zutaten:

50 g Quinoa
Eine Handvoll Hühnerbrust, in Streifen geschnitten
Eine Handvoll Karottenscheiben
Eine Handvoll Selleriewürfel
Eine Handvoll Lauchringe
Eine Handvoll Blumenkohlröschen
Eine Knoblauchzehe, gehackt
Eine Prise Salz und Pfeffer

1 TL Olivenöl
500 ml Hühnerbrühe
Zubereitung:
Olivenöl in einem Topf erhitzen und die gehackte Knoblauchzehe darin anbraten.
Hühnerbruststreifen hinzufügen und goldbraun braten.
Karottenscheiben, Selleriewürfel, Lauchringe und Blumenkohlröschen hinzufügen und kurz anbraten.
Hühnerbrühe hinzufügen und zum Kochen bringen.
Quinoa hinzufügen und köcheln lassen, bis es weich ist.
Mit Salz und Pfeffer abschmecken und servieren.
Nährwertangaben (pro Portion):
Kalorien: 310 kcal
Protein: 20 g
Fett: 8 g
Kohlenhydrate: 35 g
Zucker: 4 g
Mineralien: Eisen, Kalium
Vitamine: Vitamin A, Vitamin K

Gemüsebrühe mit Linsen

Zutaten:
50 g grüne Linsen
Eine Handvoll Möhrenscheiben
Eine Handvoll Selleriewürfel
Eine Handvoll Zwiebeln, gehackt
Eine Handvoll Spinatblätter
Eine Handvoll Tomaten, gewürfelt
Eine Knoblauchzehe, gehackt
Eine Prise Salz und Pfeffer
1 TL Olivenöl
500 ml Gemüsebrühe
Zubereitung:

Olivenöl in einem Topf erhitzen und die gehackte Zwiebel und Knoblauch darin anbraten.

Möhrenscheiben und Selleriewürfel hinzufügen und kurz anbraten.

Grüne Linsen und Gemüsebrühe hinzufügen und zum Kochen bringen.

Die Suppe köcheln lassen, bis die Linsen weich sind.

Spinatblätter und Tomatenwürfel hinzufügen und weitere 5 Minuten köcheln lassen.

Mit Salz und Pfeffer abschmecken und servieren.

Nährwertangaben (pro Portion):

Kalorien: 270 kcal

Protein: 15 g

Fett: 6 g

Kohlenhydrate: 35 g

Zucker: 5 g

Mineralien: Eisen, Kalium

Vitamine: Vitamin A, Vitamin C

Brokkoli-Cremesuppe

Zutaten:

Eine Handvoll Brokkoliröschen

Eine Handvoll Zwiebeln, gehackt

Eine Knoblauchzehe, gehackt

Eine Handvoll Kartoffelwürfel

Eine Handvoll Karottenscheiben

1 TL Olivenöl

500 ml Gemüsebrühe

Eine Prise Salz und Pfeffer

Zubereitung:

Olivenöl in einem Topf erhitzen und die gehackte Zwiebel und Knoblauch darin anbraten.

Kartoffelwürfel und Karottenscheiben hinzufügen und kurz anbraten.

Brokkoliröschen hinzufügen und mit Gemüsebrühe ablöschen.

Die Suppe köcheln lassen, bis das Gemüse weich ist.

Die Suppe pürieren und mit Salz und Pfeffer abschmecken.

Servieren und genießen!
Nährwertangaben (pro Portion):
Kalorien: 220 kcal
Protein: 8 g
Fett: 5 g
Kohlenhydrate: 35 g
Zucker: 6 g
Mineralien: Kalium, Magnesium
Vitamine: Vitamin A, Vitamin C

Weißfischsuppe mit Gemüse

Zutaten:

100 g weißer Fischfilet (z. B. Kabeljau, Seelachs), in Würfel geschnitten
Eine Handvoll Möhrenscheiben
Eine Handvoll Selleriewürfel
Eine Handvoll Zwiebeln, gehackt
Eine Handvoll Spinatblätter
Eine Handvoll Tomaten, gewürfelt
Eine Knoblauchzehe, gehackt
Eine Prise Salz und Pfeffer
1 TL Olivenöl
500 ml Fischbrühe

Zubereitung:

Olivenöl in einem Topf erhitzen und die gehackte Zwiebel und Knoblauch darin anbraten.
Möhrenscheiben und Selleriewürfel hinzufügen und kurz anbraten.
Fischwürfel und Tomatenwürfel hinzufügen und kurz mitbraten.
Fischbrühe hinzufügen und zum Kochen bringen.
Die Suppe köcheln lassen, bis das Gemüse weich ist und der Fisch gar ist.
Spinatblätter hinzufügen und weitere 5 Minuten köcheln lassen.
Mit Salz und Pfeffer abschmecken und servieren.
Nährwertangaben (pro Portion):
Kalorien: 230 kcal
Protein: 25 g

Fett: 8 g
Kohlenhydrate: 15 g
Zucker: 5 g
Mineralien: Kalzium, Magnesium
Vitamine: Vitamin A, Vitamin C

Fischsuppe mit Gemüse und Quinoa

Zutaten:

50 g Quinoa
100 g weißer Fischfilet (z. B. Seelachs, Kabeljau), in Würfel geschnitten
Eine Handvoll Karottenscheiben
Eine Handvoll Selleriewürfel
Eine Handvoll Lauchringe
Eine Handvoll Blumenkohlröschen
Eine Knoblauchzehe, gehackt
Eine Prise Salz und Pfeffer
1 TL Olivenöl
500 ml Fischbrühe

Zubereitung:

Olivenöl in einem Topf erhitzen und die gehackte Knoblauchzehe darin anbraten.
Fischwürfel hinzufügen und goldbraun braten.
Karottenscheiben, Selleriewürfel, Lauchringe und Blumenkohlröschen hinzufügen und kurz anbraten.
Fischbrühe hinzufügen und zum Kochen bringen.
Quinoa hinzufügen und köcheln lassen, bis es weich ist.
Mit Salz und Pfeffer abschmecken und servieren.
Nährwertangaben (pro Portion):
Kalorien: 280 kcal
Protein: 20 g
Fett: 8 g
Kohlenhydrate: 30 g
Zucker: 5 g
Mineralien: Eisen, Kalium
Vitamine: Vitamin A, Vitamin C

Fischsuppe mit Tomaten und Paprika

Zutaten:

100 g weißer Fischfilet (z. B. Kabeljau, Seelachs), in Würfel geschnitten
Eine Handvoll Zwiebeln, gehackt
Eine Knoblauchzehe, gehackt
Eine Handvoll Tomaten, gewürfelt
Eine Handvoll Paprikawürfel
Eine Handvoll Spinatblätter
Eine Prise Salz und Pfeffer
1 TL Olivenöl
500 ml Fischbrühe

Zubereitung:

Olivenöl in einem Topf erhitzen und die gehackte Zwiebel und Knoblauch darin anbraten.
Fischwürfel hinzufügen und goldbraun braten.
Tomatenwürfel und Paprikawürfel hinzufügen und kurz mitbraten.
Fischbrühe hinzufügen und zum Kochen bringen.
Die Suppe köcheln lassen, bis das Gemüse weich ist und der Fisch gar ist.
Spinatblätter hinzufügen und weitere 5 Minuten köcheln lassen.
Mit Salz und Pfeffer abschmecken und servieren.
Nährwertangaben (pro Portion):
Kalorien: 240 kcal
Protein: 22 g
Fett: 7 g
Kohlenhydrate: 20 g
Zucker: 6 g
Mineralien: Kalium, Magnesium
Vitamine: Vitamin A, Vitamin C

Fisch-Chowder mit Gemüse

Zutaten:

100 g weißer Fischfilet (z. B. Seelachs, Kabeljau), in Würfel geschnitten

Eine Handvoll Kartoffelwürfel
Eine Handvoll Karottenscheiben
Eine Handvoll Selleriewürfel
Eine Handvoll Lauchringe
Eine Handvoll Spinatblätter
Eine Knoblauchzehe, gehackt
Eine Prise Salz und Pfeffer
1 TL Olivenöl
500 ml Fischbrühe

Zubereitung:

Olivenöl in einem Topf erhitzen und die gehackte Knoblauchzehe darin anbraten.

Kartoffelwürfel, Karottenscheiben, Selleriewürfel und Lauchringe hinzufügen und kurz anbraten.

Fischwürfel hinzufügen und goldbraun braten.

Fischbrühe hinzufügen und zum Kochen bringen.

Die Suppe köcheln lassen, bis das Gemüse weich ist und der Fisch gar ist.

Spinatblätter hinzufügen und weitere 5 Minuten köcheln lassen.

Mit Salz und Pfeffer abschmecken und servieren.

Nährwertangaben (pro Portion):

Kalorien: 260 kcal

Protein: 23 g

Fett: 7 g

Kohlenhydrate: 25 g

Zucker: 5 g

Mineralien: Kalium, Magnesium

Vitamine: Vitamin A, Vitamin C

Fisch-Curry-Suppe

Zutaten:

100 g weißer Fischfilet (z. B. Kabeljau, Seelachs), in Würfel geschnitten
Eine Handvoll Zwiebeln, gehackt
Eine Knoblauchzehe, gehackt
Eine Handvoll Karottenscheiben

Eine Handvoll Zucchinischeiben
Eine Handvoll Tomaten, gewürfelt
Eine Handvoll Spinatblätter
Eine Prise Salz und Pfeffer
1 TL Olivenöl
200 ml Kokosmilch
500 ml Fischbrühe
1 TL Currypulver

Zubereitung:

Olivenöl in einem Topf erhitzen und die gehackte Zwiebel und Knoblauch darin anbraten.

Karottenscheiben und Zucchinischeiben hinzufügen und kurz anbraten.

Fischwürfel hinzufügen und goldbraun braten.

Currypulver hinzufügen und kurz mitbraten, bis es aromatisch ist.

Fischbrühe und Tomatenwürfel hinzufügen und zum Kochen bringen.

Die Suppe köcheln lassen, bis das Gemüse weich ist und der Fisch gar ist.

Kokosmilch hinzufügen und gut umrühren.

Spinatblätter hinzufügen und weitere 5 Minuten köcheln lassen.

Mit Salz und Pfeffer abschmecken und servieren.

Nährwertangaben (pro Portion):

Kalorien: 300 kcal

Protein: 20 g

Fett: 15 g

Kohlenhydrate: 20 g

Zucker: 7 g

Mineralien: Kalium, Magnesium

Vitamine: Vitamin A, Vitamin C

Fisch-Eintopf mit Gemüse und Kräutern

Zutaten:

100 g weißer Fischfilet (z. B. Seelachs, Kabeljau), in Würfel geschnitten
Eine Handvoll Kartoffelwürfel
Eine Handvoll Karottenscheiben
Eine Handvoll Selleriewürfel

Eine Handvoll Lauchringe
Eine Handvoll Spinatblätter
Eine Knoblauchzehe, gehackt
Eine Prise Salz und Pfeffer
1 TL Olivenöl
500 ml Fischbrühe
Frische Kräuter (z. B. Petersilie, Dill)

Zubereitung:

Olivenöl in einem Topf erhitzen und die gehackte Knoblauchzehe darin anbraten.

Kartoffelwürfel, Karottenscheiben, Selleriewürfel und Lauchringe hinzufügen und kurz anbraten.

Fischwürfel hinzufügen und goldbraun braten.

Fischbrühe hinzufügen und zum Kochen bringen.

Die Suppe köcheln lassen, bis das Gemüse weich ist und der Fisch gar ist.

Frische Kräuter hinzufügen und gut umrühren.

Mit Salz und Pfeffer abschmecken und servieren.

Nährwertangaben (pro Portion):

Kalorien: 270 kcal

Protein: 22 g

Fett: 8 g

Kohlenhydrate: 25 g

Zucker: 5 g

Mineralien: Kalium, Magnesium

Vitamine: Vitamin A, Vitamin C

Fisch- und Gemüseeintopf mit Zitronen-Kräuter-Dressing

Zutaten:

100 g weißer Fischfilet (z. B. Kabeljau, Seelachs), in Würfel geschnitten
Eine Handvoll Kartoffelwürfel
Eine Handvoll Karottenscheiben
Eine Handvoll Zucchinischeiben
Eine Handvoll Paprikawürfel
Eine Handvoll Lauchringe

Eine Handvoll Spinatblätter
Eine Knoblauchzehe, gehackt
Eine Prise Salz und Pfeffer
1 TL Olivenöl
500 ml Fischbrühe
Saft einer Zitrone
Frische Kräuter (z. B. Petersilie, Dill)

Zubereitung:

Olivenöl in einem Topf erhitzen und die gehackte Knoblauchzehe darin anbraten.

Kartoffelwürfel, Karottenscheiben, Zucchinischeiben, Paprikawürfel und Lauchringe hinzufügen und kurz anbraten.

Fischwürfel hinzufügen und goldbraun braten.

Fischbrühe hinzufügen und zum Kochen bringen.

Die Suppe köcheln lassen, bis das Gemüse weich ist und der Fisch gar ist.

Frische Kräuter, Zitronensaft, Salz und Pfeffer hinzufügen und gut umrühren.

Mit Salz und Pfeffer abschmecken und servieren.

Nährwertangaben (pro Portion):

Kalorien: 290 kcal

Protein: 23 g

Fett: 8 g

Kohlenhydrate: 30 g

Zucker: 6 g

Mineralien: Kalium, Magnesium

Vitamine: Vitamin A, Vitamin C

Dinner-Rezepte

Gegrilltes Hähnchen mit Gemüse

Zutaten:
150 g Hähnchenbrustfilet
Eine Handvoll Brokkoliröschen
Eine Handvoll Paprikastreifen
Eine Handvoll Zucchinischeiben
Eine Handvoll Cherrytomaten
Eine Knoblauchzehe, gehackt
Eine Prise Salz und Pfeffer
1 TL Olivenöl
Frische Kräuter (z. B. Thymian, Rosmarin)

Zubereitung:
Hähnchenbrustfilet mit Salz, Pfeffer und gehacktem Knoblauch würzen.
Gemüse mit Olivenöl beträufeln und mit Salz und Pfeffer würzen.
Hähnchenbrustfilet und Gemüse auf einem Grill oder in einer Pfanne
braten, bis sie gar sind.
Mit frischen Kräutern garnieren und servieren.
Nährwertangaben (pro Portion):
Kalorien: 280 kcal
Protein: 30 g
Fett: 10 g
Kohlenhydrate: 15 g
Zucker: 5 g
Mineralien: Eisen, Kalzium
Vitamine: Vitamin A, Vitamin C

Gebackener Lachs mit Ofengemüse

Zutaten:
150 g Lachsfilet
Eine Handvoll Karottenscheiben

Eine Handvoll Zucchinischeiben
Eine Handvoll rote Zwiebelwürfel
Eine Handvoll Champignons, geviertelt
Eine Knoblauchzehe, gehackt
Eine Prise Salz und Pfeffer
1 TL Olivenöl
Frische Kräuter (z. B. Petersilie, Dill)

Zubereitung:

Lachsfilet mit Salz, Pfeffer und gehacktem Knoblauch würzen.
Gemüse mit Olivenöl beträufeln und mit Salz und Pfeffer würzen.
Lachsfilet und Gemüse auf einem Backblech verteilen und im Ofen bei 180°C für 20-25 Minuten backen, bis der Lachs gar ist.
Mit frischen Kräutern garnieren und servieren.
Nährwertangaben (pro Portion):
Kalorien: 320 kcal
Protein: 25 g
Fett: 15 g
Kohlenhydrate: 20 g
Zucker: 6 g
Mineralien: Kalium, Magnesium
Vitamine: Vitamin A, Vitamin C

Rindfleisch-Gemüse-Pfanne

Zutaten:

150 g mageres Rindfleisch, in Streifen geschnitten
Eine Handvoll Brokkoliröschen
Eine Handvoll Karottenscheiben
Eine Handvoll Paprikastreifen
Eine Handvoll Zucchinischeiben
Eine Knoblauchzehe, gehackt
Eine Prise Salz und Pfeffer
1 TL Olivenöl
Sojasauce (optional)

Zubereitung:

Rindfleischstreifen mit Salz, Pfeffer und gehacktem Knoblauch würzen.

Gemüse mit Olivenöl beträufeln und mit Salz und Pfeffer würzen.

Rindfleischstreifen in einer Pfanne anbraten, bis sie braun sind.

Gemüse hinzufügen und unter ständigem Rühren braten, bis sie gar sind.

Nach Belieben Sojasauce hinzufügen und kurz köcheln lassen.

Mit frischen Kräutern garnieren und servieren.

Nährwertangaben (pro Portion):

Kalorien: 280 kcal

Protein: 25 g

Fett: 12 g

Kohlenhydrate: 18 g

Zucker: 5 g

Mineralien: Eisen, Kalzium

Vitamine: Vitamin A, Vitamin C

Gebratene Hähnchenbrust mit Gemüsepfanne

Zutaten:

150 g Hähnchenbrustfilet, in Streifen geschnitten

Eine Handvoll Brokkoliröschen

Eine Handvoll Paprikastreifen

Eine Handvoll Zucchinischeiben

Eine Handvoll Cherrytomaten, halbiert

Eine Knoblauchzehe, gehackt

Eine Prise Salz und Pfeffer

1 TL Olivenöl

Frische Kräuter (z. B. Thymian, Rosmarin)

Zubereitung:

Hähnchenbruststreifen mit Salz, Pfeffer und gehacktem Knoblauch würzen.

Gemüse mit Olivenöl beträufeln und mit Salz und Pfeffer würzen.

Hähnchenbruststreifen in einer Pfanne anbraten, bis sie goldbraun sind.

Gemüse hinzufügen und unter ständigem Rühren braten, bis sie gar sind.

Mit frischen Kräutern garnieren und servieren.

Nährwertangaben (pro Portion):

Kalorien: 270 kcal

Protein: 30 g
Fett: 10 g
Kohlenhydrate: 15 g
Zucker: 5 g
Mineralien: Eisen, Kalzium
Vitamine: Vitamin A, Vitamin C

Gemüsepfanne mit Garnelen

Zutaten:
100 g Garnelen, geschält und entdarmt
Eine Handvoll Brokkoliröschen
Eine Handvoll Paprikastreifen
Eine Handvoll Zucchinischeiben
Eine Handvoll Champignons, geviertelt
Eine Knoblauchzehe, gehackt
Eine Prise Salz und Pfeffer
1 TL Olivenöl
Frische Kräuter (z. B. Petersilie, Schnittlauch)
Zubereitung:
Garnelen mit Salz, Pfeffer und gehacktem Knoblauch würzen.
Gemüse mit Olivenöl beträufeln und mit Salz und Pfeffer würzen.
Garnelen in einer Pfanne anbraten, bis sie rosa sind.
Gemüse hinzufügen und unter ständigem Rühren braten, bis es gar ist.
Mit frischen Kräutern garnieren und servieren.
Nährwertangaben (pro Portion):
Kalorien: 250 kcal
Protein: 20 g
Fett: 10 g
Kohlenhydrate: 20 g
Zucker: 5 g
Mineralien: Eisen, Kalzium
Vitamine: Vitamin A, Vitamin C

Gemüse-Curry mit Tofu

Zutaten:

100 g Tofu, in Würfel geschnitten

Eine Handvoll Brokkoliröschen

Eine Handvoll Karottenscheiben

Eine Handvoll Paprikastreifen

Eine Handvoll Zucchinischeiben

Eine Handvoll Erbsen (frisch oder gefroren)

Eine Knoblauchzehe, gehackt

Eine Prise Salz und Pfeffer

1 TL Olivenöl

200 ml Kokosmilch

1 TL Currypulver

Frische Kräuter (z. B. Koriander, Petersilie)

Zubereitung:

Tofuwürfel mit Salz, Pfeffer und gehacktem Knoblauch würzen.

Gemüse mit Olivenöl beträufeln und mit Salz und Pfeffer würzen.

Tofuwürfel in einer Pfanne anbraten, bis sie goldbraun sind.

Gemüse hinzufügen und unter ständigem Rühren braten, bis es gar ist.

Kokosmilch und Currypulver hinzufügen und gut umrühren.

Die Curry-Sauce köcheln lassen, bis sie eingedickt ist.

Mit frischen Kräutern garnieren und servieren.

Nährwertangaben (pro Portion):

Kalorien: 280 kcal

Protein: 15 g

Fett: 18 g

Kohlenhydrate: 20 g

Zucker: 6 g

Mineralien: Kalzium, Eisen

Vitamine: Vitamin A, Vitamin C

Gegrilltes Putenfilet mit gedämpftem Gemüse

Zutaten:

150 g Putenfilet

1 Tasse gemischtes Gemüse (Brokkoli, Karotten, Zucchini)

1 EL Olivenöl

Salz und Pfeffer nach Geschmack

Frische Kräuter (z. B. Petersilie, Schnittlauch) zum Garnieren

Zubereitung:

Putenfilet mit Salz und Pfeffer würzen.

Gemüse waschen und in mundgerechte Stücke schneiden.

Das Putenfilet auf dem Grill oder in einer Grillpfanne für ca. 6-8 Minuten pro Seite grillen, bis es durchgegart ist.

Das Gemüse in einem Dampfgarer oder einem Topf mit wenig Wasser für ca. 5-7 Minuten dämpfen, bis es bissfest ist.

Putenfilet mit gedämpftem Gemüse servieren, mit frischen Kräutern garnieren und sofort genießen.

Nährwertangaben (pro Portion):

Kalorien: 250 kcal

Protein: 30 g

Fett: 10 g

Kohlenhydrate: 10 g

Ballaststoffe: 5 g

Zucker: 3 g

Gebackene Seebrasse mit Brokkoli-Spinat-Risotto

Zutaten:

150 g Seebrassenfilet

1 Tasse ungekochter brauner Reis

1 Tasse frischer Spinat

1 Tasse Brokkoliröschen

1 Knoblauchzehe, gehackt

1 EL Olivenöl

Salz und Pfeffer nach Geschmack

Frischer Zitronensaft und gehackte Petersilie zum Garnieren

Zubereitung:

Backofen auf 180°C vorheizen.

Seebrassenfilet mit Salz, Pfeffer und Zitronensaft würzen.

Den braunen Reis nach Packungsanleitung kochen.

Brokkoli in kochendem Wasser für 2-3 Minuten blanchieren, dann abgießen.

Olivenöl in einer Pfanne erhitzen, Knoblauch hinzufügen und leicht anbraten.

Spinat hinzufügen und kurz anbraten, bis er zusammenfällt.

Den gekochten Reis und den blanchierten Brokkoli hinzufügen und alles vermischen.

Seebrassenfilet auf ein Backblech legen und für ca. 15-20 Minuten backen, bis es gar ist.

Das gebackene Fischfilet mit dem Brokkoli-Spinat-Risotto servieren und mit gehackter Petersilie garnieren.

Nährwertangaben (pro Portion):

Kalorien: 300 kcal

Protein: 25 g

Fett: 10 g

Kohlenhydrate: 30 g

Ballaststoffe: 5 g

Zucker: 2 g

Gebackenes Putenbrustfilet mit gedünstetem Spinat

Zutaten:

150 g Putenbrustfilet

1 Handvoll frischer Spinat

1 EL Olivenöl

Salz und Pfeffer nach Geschmack

Zitronensaft zum Garnieren

Zubereitung:

Den Backofen auf 180°C vorheizen.

Das Putenbrustfilet mit Salz, Pfeffer und etwas Zitronensaft würzen.

Das Filet auf ein Backblech legen und mit Olivenöl beträufeln.

Im vorgeheizten Ofen für ca. 20-25 Minuten backen, bis das Fleisch durchgegart ist.

Währenddessen den frischen Spinat mit etwas Olivenöl in einer Pfanne dünsten, bis er zusammenfällt.

Das gebackene Putenbrustfilet mit dem gedünsteten Spinat servieren und mit Zitronensaft beträufeln.

Nährwertangaben (pro Portion):

Kalorien: 280 kcal

Protein: 30 g

Fett: 12 g

Kohlenhydrate: 3 g

Ballaststoffe: 2 g

Zucker: 1 g

Gedünsteter Seebrassenfilet mit Gemüsebeilage

Zutaten:

150 g Seebrassenfilet

1 Handvoll gemischtes Gemüse (Zucchini, Paprika, Tomaten)

1 EL Olivenöl

Salz und Pfeffer nach Geschmack

Frische Kräuter zum Garnieren

Zubereitung:

Das Seebrassenfilet mit Salz und Pfeffer würzen.

Das Gemüse in kleine Stücke schneiden.

In einer Pfanne das Olivenöl erhitzen und das Seebrassenfilet von beiden Seiten für ca. 3-4 Minuten anbraten, bis es gar ist.

Das gebratene Fischfilet beiseite legen und das gemischte Gemüse in derselben Pfanne kurz anbraten, bis es weich ist.

Das gedünstete Seebrassenfilet mit dem Gemüse servieren und mit frischen Kräutern garnieren.

Nährwertangaben (pro Portion):

Kalorien: 250 kcal

Protein: 25 g

Fett: 10 g
Kohlenhydrate: 8 g
Ballaststoffe: 3 g
Zucker: 4 g

Mageres Kalbfleisch-Gemüsepfanne

Zutaten:

150 g mageres Kalbfleisch, in Streifen geschnitten
1 Handvoll gemischtes Gemüse (Brokkoli, Karotten, Pilze)
1 EL Olivenöl
1 Knoblauchzehe, gehackt
Salz und Pfeffer nach Geschmack

Zubereitung:

Das Kalbfleisch mit Salz und Pfeffer würzen.
Das Gemüse waschen und in mundgerechte Stücke schneiden.
Das Olivenöl in einer Pfanne erhitzen und den gehackten Knoblauch hinzufügen.
Die Kalbfleischstreifen in die Pfanne geben und anbraten, bis sie gar sind.
Das Gemüse hinzufügen und weiter braten, bis es bissfest ist.
Die Kalbfleisch-Gemüsepfanne heiß servieren.
Nährwertangaben (pro Portion):
Kalorien: 270 kcal
Protein: 28 g
Fett: 9 g
Kohlenhydrate: 12 g
Ballaststoffe: 5 g
Zucker: 3 g

Gedämpfter Kabeljau mit gedünstetem Gemüse

Zutaten:

150 g Kabeljaufilet
1 Handvoll Gemüse (Brokkoli, Karotten, Zucchini)

1 EL Olivenöl
Saft einer halben Zitrone
Salz und Pfeffer nach Geschmack

Zubereitung:

Das Kabeljaufilet mit Salz, Pfeffer und Zitronensaft würzen.

Das Gemüse in kleine Stücke schneiden.

Wasser in einem Topf zum Kochen bringen und das Gemüse darin dämpfen, bis es weich ist.

In einer separaten Pfanne das Olivenöl erhitzen und den Kabeljau von beiden Seiten für ca. 3-4 Minuten braten, bis er gar ist.

Das gedämpfte Gemüse mit dem gebratenen Kabeljau servieren.

Nährwertangaben (pro Portion):

Kalorien: 220 kcal

Protein: 25 g

Fett: 8 g

Kohlenhydrate: 10 g

Ballaststoffe: 4 g

Zucker: 2 g

Gebratene Makrele mit gedünstetem Gemüse

Zutaten:

150 g Makrelenfilet
1 Handvoll Gemüse (Spinat, Paprika, Tomaten)
1 EL Olivenöl
1 Knoblauchzehe, gehackt
Salz und Pfeffer nach Geschmack

Zubereitung:

Das Makrelenfilet mit Salz und Pfeffer würzen.

Das Gemüse waschen und in mundgerechte Stücke schneiden.

In einer Pfanne das Olivenöl erhitzen und den gehackten Knoblauch hinzufügen.

Das Makrelenfilet in die Pfanne geben und von beiden Seiten für ca. 4-5 Minuten braten, bis es gar ist.

Das Gemüse hinzufügen und zusammen mit der Makrele weiter braten, bis es weich ist.

Die gebratene Makrele mit dem gedünsteten Gemüse servieren.

Nährwertangaben (pro Portion):

Kalorien: 290 kcal

Protein: 26 g

Fett: 14 g

Kohlenhydrate: 8 g

Ballaststoffe: 3 g

Zucker: 4 g

Geschmortes Hähnchen mit gedünstetem Gemüse

Zutaten:

150 g Hähnchenbrustfilet

1 Handvoll Gemüse (Brokkoli, Karotten, Zwiebeln)

1 EL Olivenöl

1 Knoblauchzehe, gehackt

Salz und Pfeffer nach Geschmack

Zubereitung:

Das Hähnchenbrustfilet mit Salz und Pfeffer würzen.

Das Gemüse in mundgerechte Stücke schneiden.

In einem Topf das Olivenöl erhitzen und den gehackten Knoblauch hinzufügen.

Das Hähnchenbrustfilet in den Topf geben und von beiden Seiten für ca. 5-6 Minuten anbraten, bis es durchgegart ist.

Das geschnittene Gemüse hinzufügen und zusammen mit dem Hähnchen weiter schmoren, bis es weich ist.

Das geschmorte Hähnchen mit dem gedünsteten Gemüse servieren.

Nährwertangaben (pro Portion):

Kalorien: 260 kcal

Protein: 28 g

Fett: 10 g

Kohlenhydrate: 10 g

Ballaststoffe: 4 g Zucker: 3 g

Gebratenes Seebrassenfilet mit gedünstetem Spinat

Zutaten:

150 g Seebrassenfilet

1 Handvoll frischer Spinat

1 EL Olivenöl

Salz und Pfeffer nach Geschmack

Zitronensaft zum Garnieren

Zubereitung:

Das Seebrassenfilet mit Salz, Pfeffer und etwas Zitronensaft würzen.

Eine Pfanne mit Olivenöl erhitzen und das Filet von beiden Seiten für ca. 4-5 Minuten braten, bis es gar ist.

Währenddessen den frischen Spinat in einer separaten Pfanne mit etwas Olivenöl dünsten, bis er zusammenfällt.

Das gebratene Seebrassenfilet mit dem gedünsteten Spinat servieren und heiß genießen.

Nährwertangaben (pro Portion):

Kalorien: 270 kcal

Protein: 30 g

Fett: 12 g

Kohlenhydrate: 3 g

Ballaststoffe: 2 g

Zucker: 1 g

Gedünstetes Kabeljaufilet mit gedämpftem Gemüse

Zutaten:

150 g Kabeljaufilet

1 Handvoll Gemüse (Brokkoli, Karotten, Zucchini)

1 EL Olivenöl

Salz und Pfeffer nach Geschmack

Zubereitung:

Das Kabeljaufilet mit Salz und Pfeffer würzen.

Das Gemüse waschen und in mundgerechte Stücke schneiden.

Das Gemüse in einem Dampfgarer dämpfen, bis es weich ist.

In einer Pfanne das Olivenöl erhitzen und das Kabeljaufilet von beiden Seiten für ca. 4-5 Minuten braten, bis es durchgegart ist.

Das gedünstete Gemüse mit dem gebratenen Kabeljau servieren.

Nährwertangaben (pro Portion):

Kalorien: 240 kcal

Protein: 25 g

Fett: 10 g

Kohlenhydrate: 7 g

Ballaststoffe: 3 g

Zucker: 2 g

Gebackene Makrele mit gedünstetem Blattgemüse

Zutaten:

150 g Makrelenfilet

1 Handvoll Blattgemüse (Spinat, Mangold, Grünkohl)

1 EL Olivenöl

Salz und Pfeffer nach Geschmack

Zubereitung:

Das Makrelenfilet mit Salz und Pfeffer würzen.

Das Blattgemüse waschen und in einer Pfanne mit Olivenöl dünsten, bis es zusammenfällt.

Das Makrelenfilet auf ein Backblech legen und im vorgeheizten Ofen bei 180°C für ca. 15-20 Minuten backen, bis es gar ist.

Die gebackene Makrele mit dem gedünsteten Blattgemüse servieren.

Nährwertangaben (pro Portion):

Kalorien: 280 kcal

Protein: 26 g

Fett: 14 g

Kohlenhydrate: 6 g

Ballaststoffe: 4 g

Zucker: 2 g

Gedünstete Seebrassenfilets mit gedünstetem Gemüse

Zutaten:
2 Seebrassenfilets (je 150 g)
1 Handvoll gemischtes Gemüse (Zucchini, Karotten, Paprika)
1 EL Olivenöl
Saft einer Zitrone
Salz und Pfeffer nach Geschmack

Zubereitung:
Die Seebrassenfilets waschen und trocken tupfen. Mit Salz, Pfeffer und Zitronensaft würzen.

Das Gemüse waschen und in mundgerechte Stücke schneiden.

In einer Pfanne das Olivenöl erhitzen und das Gemüse darin dünsten, bis es weich ist.

Die Seebrassenfilets darauflegen und für ca. 5-7 Minuten braten, bis sie durchgegart sind.

Die gedünsteten Seebrassenfilets mit dem gedünsteten Gemüse servieren.

Nährwertangaben (pro Portion):
Kalorien: 260 kcal
Protein: 28 g
Fett: 12 g
Kohlenhydrate: 8 g
Ballaststoffe: 3 g
Zucker: 2 g

Geschmorte Hähnchenbrust mit gedämpften Erbsen

Zutaten:
150 g Hähnchenbrust
1 Handvoll Erbsen
1 EL Olivenöl
1 Knoblauchzehe, gehackt
Salz und Pfeffer nach Geschmack

Zubereitung:
Die Hähnchenbrust mit Salz und Pfeffer würzen.

In einer Pfanne das Olivenöl erhitzen und den gehackten Knoblauch hinzufügen.

Die Hähnchenbrust in die Pfanne geben und von beiden Seiten für ca. 5-6 Minuten braten, bis sie durchgegart ist.

Die Erbsen dämpfen, bis sie weich sind.

Das geschmorte Hähnchen mit den gedämpften Erbsen servieren.

Nährwertangaben (pro Portion):

Kalorien: 250 kcal

Protein: 28 g

Fett: 10 g

Kohlenhydrate: 8 g

Ballaststoffe: 4 g

Zucker: 2 g

Kaninchenragout mit gemischtem Gemüse

Zutaten:

150 g Kaninchenfleisch

1 Handvoll gemischtes Gemüse (Karotten, Zucchini, Paprika)

1 EL Olivenöl

1 Zwiebel, gehackt

Salz und Pfeffer nach Geschmack

Zubereitung:

Das Kaninchenfleisch mit Salz und Pfeffer würzen.

In einem Topf das Olivenöl erhitzen und die gehackte Zwiebel hinzufügen.

Das Kaninchenfleisch hinzufügen und für ca. 8-10 Minuten anbraten, bis es braun ist.

Das gemischte Gemüse hinzufügen und zusammen mit dem Kaninchenfleisch für weitere 10-12 Minuten schmoren, bis das Gemüse weich ist.

Das Kaninchenragout servieren und genießen.

Nährwertangaben (pro Portion):

Kalorien: 280 kcal

Protein: 30 g

Fett: 12 g

Kohlenhydrate: 10 g
Ballaststoffe: 5 g
Zucker: 3 g

Gebratene Hähnchenkeule mit gedünsteten grünen Bohnen

Zutaten:
1 Hähnchenkeule
1 Handvoll grüne Bohnen
1 EL Olivenöl
1 Knoblauchzehe, gehackt
Salz und Pfeffer nach Geschmack

Zubereitung:
Die Hähnchenkeule mit Salz und Pfeffer würzen.
In einer Pfanne das Olivenöl erhitzen und den gehackten Knoblauch
hinzufügen.
Die Hähnchenkeule in die Pfanne geben und von beiden Seiten für ca. 6-8
Minuten braten, bis sie durchgegart ist.
Die grünen Bohnen dämpfen, bis sie weich sind.
Die gebratene Hähnchenkeule mit den gedünsteten grünen Bohnen
servieren.
Nährwertangaben (pro Portion):
Kalorien: 270 kcal
Protein: 25 g
Fett: 12 g
Kohlenhydrate: 9 g
Ballaststoffe: 4 g
Zucker: 2 g

Geschmortes Huhn mit gedünstetem Spargel

Zutaten:
150 g Hühnerbrust
1 Handvoll Spargel

1 EL Olivenöl
1 Zitrone
Salz und Pfeffer nach Geschmack

Zubereitung:

Die Hühnerbrust mit Salz, Pfeffer und Zitronensaft würzen.
Den Spargel waschen und die Enden abschneiden.
In einem Topf das Olivenöl erhitzen und die Hühnerbrust darin von beiden Seiten für ca. 5-6 Minuten anbraten, bis sie leicht gebräunt ist.
Den Spargel hinzufügen und zusammen mit dem Huhn für weitere 8-10 Minuten schmoren, bis das Huhn durchgegart und der Spargel weich ist.
Das geschmorte Huhn mit dem gedünsteten Spargel servieren und genießen.

Nährwertangaben (pro Portion):
Kalorien: 260 kcal
Protein: 30 g
Fett: 10 g
Kohlenhydrate: 6 g
Ballaststoffe: 3 g
Zucker: 2 g

Geschmortes Kaninchen mit Gemüse

Zutaten:

150 g Kaninchenfleisch
1 Handvoll Erbsen
1 Handvoll gemischtes Gemüse (Karotten, Zucchini, Paprika)
1 EL Olivenöl
1 Zwiebel, gehackt
Salz und Pfeffer nach Geschmack

Zubereitung:

Das Kaninchenfleisch mit Salz und Pfeffer würzen.
In einem Topf das Olivenöl erhitzen und die gehackte Zwiebel darin anschwitzen.

Das Kaninchenfleisch hinzufügen und von allen Seiten anbraten, bis es leicht gebräunt ist.

Das Gemüse hinzufügen und für weitere 10-15 Minuten schmoren, bis das Kaninchenfleisch durchgegart und das Gemüse weich ist.

Mit frischen Kräutern garnieren und servieren.

Nährwertangaben (pro Portion):

Kalorien: 280 kcal

Protein: 30 g

Fett: 10 g

Kohlenhydrate: 12 g

Ballaststoffe: 6 g

Zucker: 4 g

Gebratene Rinderstreifen mit Paprika und Zucchini

Zutaten:

150 g mageres Rindfleisch, in Streifen geschnitten

1 Handvoll Paprika, in Streifen geschnitten

1 Handvoll Zucchini, in Scheiben geschnitten

1 EL Olivenöl

1 Knoblauchzehe, gehackt

Salz und Pfeffer nach Geschmack

Zubereitung:

Das Rindfleisch mit Salz und Pfeffer würzen.

In einer Pfanne das Olivenöl erhitzen und den gehackten Knoblauch hinzufügen.

Die Rinderstreifen hinzufügen und kurz anbraten, bis sie leicht gebräunt sind.

Die Paprika und Zucchini hinzufügen und für weitere 5-7 Minuten braten, bis das Gemüse weich ist.

Mit frischen Kräutern bestreuen und servieren.

Nährwertangaben (pro Portion):

Kalorien: 290 kcal

Protein: 32 g

Fett: 12 g

Kohlenhydrate: 10 g Ballaststoffe: 4 g Zucker: 3 g

Hähnchenbrust mit gedünstetem Spinat

Zutaten:

150 g Hähnchenbrust
1 Handvoll Spinat
1 EL Olivenöl
1 Zitrone
Salz und Pfeffer nach Geschmack

Zubereitung:

Die Hähnchenbrust mit Salz, Pfeffer und Zitronensaft würzen.
In einer Pfanne das Olivenöl erhitzen und die Hähnchenbrust von beiden
Seiten für ca. 6-8 Minuten braten, bis sie durchgegart ist.
Den Spinat dämpfen, bis er zusammenfällt.
Die gedünsteten Spinatblätter auf einem Teller anrichten und die gebratene
Hähnchenbrust darauflegen.
Mit Zitronenscheiben garnieren und servieren.
Nährwertangaben (pro Portion):
Kalorien: 270 kcal
Protein: 30 g
Fett: 10 g
Kohlenhydrate: 6 g
Ballaststoffe: 4 g
Zucker: 2 g

Gedünstetes Kaninchen mit Brauner Reis

Zutaten:

150 g Kaninchenfleisch
1 Handvoll brauner Reis
1 Handvoll Karotten, in Scheiben geschnitten
1 EL Olivenöl
1 Knoblauchzehe, gehackt
Salz und Pfeffer nach Geschmack

Zubereitung:

Das Kaninchenfleisch mit Salz und Pfeffer würzen.

In einem Topf das Olivenöl erhitzen und den gehackten Knoblauch darin anbraten.

Das Kaninchenfleisch hinzufügen und von allen Seiten anbraten, bis es leicht gebräunt ist.

Den braunen Reis und die Karottenscheiben hinzufügen und mit Wasser bedecken.

Das Kaninchen mit geschlossenem Deckel für ca. 20-25 Minuten köcheln lassen, bis das Fleisch zart und der Reis gar ist.

Nährwertangaben (pro Portion):

Kalorien: 290 kcal

Protein: 28 g

Fett: 10 g

Kohlenhydrate: 14 g

Ballaststoffe: 5 g

Zucker: 3 g

Hähnchen-Gemüse-Pfanne mit Zucchini und Paprika

Zutaten:

150 g Hähnchenbrust

1 Handvoll Zucchini, in Scheiben geschnitten

1 Handvoll Paprika, in Streifen geschnitten

1 EL Olivenöl

1 Knoblauchzehe, gehackt

Salz und Pfeffer nach Geschmack

Zubereitung:

Die Hähnchenbrust mit Salz und Pfeffer würzen.

In einer Pfanne das Olivenöl erhitzen und den gehackten Knoblauch darin anbraten.

Die Hähnchenbrust hinzufügen und von allen Seiten für ca. 6-8 Minuten braten, bis sie durchgegart ist.

Die Zucchinischeiben und Paprikastreifen hinzufügen und für weitere 5-7 Minuten braten, bis das Gemüse weich ist.

Die Hähnchen-Gemüse-Pfanne auf einem Teller anrichten und servieren.
Nährwertangaben (pro Portion):
Kalorien: 280 kcal
Protein: 32 g
Fett: 12 g
Kohlenhydrate: 10 g
Ballaststoffe: 4 g
Zucker: 3 g

Gedünsteter Seebarsch mit Gemüse

Zutaten:
150 g Seebarschfilet
1 Handvoll Spinat
1 Handvoll Kirschtomaten, halbiert
1 EL Olivenöl
1 Knoblauchzehe, gehackt
Salz und Pfeffer nach Geschmack
Zubereitung:
Den Seebarsch mit Salz und Pfeffer würzen.
In einer Pfanne das Olivenöl erhitzen und den gehackten Knoblauch darin anschwitzen.
Das Seebarschfilet hinzufügen und von beiden Seiten für ca. 4-5 Minuten braten, bis es durchgegart ist.
Den Spinat und die halbierten Kirschtomaten hinzufügen und für weitere 2-3 Minuten dünsten, bis der Spinat zusammenfällt und die Tomaten weich sind.
Den gedünsteten Seebarsch mit Gemüse auf einem Teller anrichten und servieren.
Nährwertangaben (pro Portion):
Kalorien: 270 kcal
Protein: 30 g
Fett: 11 g
Kohlenhydrate: 10 g
Ballaststoffe: 5 g
Zucker: 3 g

Mediterrane Gemüsesuppe mit Huhn

Zutaten:

150 g Hühnerbrust, in Würfel geschnitten

1 Handvoll Zucchini, gewürfelt

1 Handvoll Aubergine, gewürfelt

1 Handvoll Paprika, gewürfelt

1 Handvoll Tomaten, gewürfelt

1 EL Olivenöl

1 Knoblauchzehe, gehackt

500 ml Gemüsebrühe

Salz und Pfeffer nach Geschmack

Frische Kräuter zum Garnieren

Zubereitung:

In einem Topf das Olivenöl erhitzen und den gehackten Knoblauch darin anschwitzen.

Die Hühnerbrust hinzufügen und von allen Seiten anbraten, bis sie leicht gebräunt ist.

Das gewürfelte Gemüse hinzufügen und für ca. 5 Minuten anbraten.

Die Gemüsebrühe hinzufügen, zum Kochen bringen und dann die Hitze reduzieren. Die Suppe für weitere 15-20 Minuten köcheln lassen, bis das Gemüse weich ist.

Mit frischen Kräutern garnieren und servieren.

Nährwertangaben (pro Portion):

Kalorien: 280 kcal

Protein: 32 g

Fett: 10 g

Kohlenhydrate: 12 g

Ballaststoffe: 6 g

Zucker: 4 g

Gedünsteter Kabeljau mit Spinat und Tomaten

Zutaten:

150 g Kabeljaufilet

1 Handvoll Spinat

1 Handvoll Kirschtomaten, halbiert

1 EL Olivenöl

1 Knoblauchzehe, gehackt

Saft einer Zitrone

Salz und Pfeffer nach Geschmack

Zubereitung:

Den Kabeljau mit Salz, Pfeffer und Zitronensaft würzen.

In einer Pfanne das Olivenöl erhitzen und den gehackten Knoblauch darin anschwitzen.

Den Kabeljau in die Pfanne geben und von beiden Seiten für ca. 4-5 Minuten braten, bis er durchgegart ist.

Den Spinat und die halbierten Kirschtomaten hinzufügen und für weitere 2-3 Minuten dünsten, bis der Spinat zusammenfällt und die Tomaten weich sind.

Den gedünsteten Kabeljau mit Spinat und Tomaten auf einem Teller anrichten und servieren.

Nährwertangaben (pro Portion):

Kalorien: 270 kcal

Protein: 28 g

Fett: 10 g

Kohlenhydrate: 14 g

Ballaststoffe: 5 g

Zucker: 3 g

Mediterrane Hähnchenpfanne mit Gemüse

Zutaten:

150 g Hähnchenbrust, in Würfel geschnitten

1 Handvoll Paprika, in Streifen geschnitten

1 Handvoll Zucchini, in Scheiben geschnitten

1 Handvoll Kirschtomaten, halbiert
1 EL Olivenöl
1 Knoblauchzehe, gehackt
Saft einer Zitrone
Salz und Pfeffer nach Geschmack

Zubereitung:

Die Hähnchenbrust mit Salz, Pfeffer und Zitronensaft würzen.

In einer Pfanne das Olivenöl erhitzen und den gehackten Knoblauch darin anschwitzen.

Die Hähnchenbrust hinzufügen und von allen Seiten für ca. 6-8 Minuten braten, bis sie durchgegart ist.

Das geschnittene Gemüse hinzufügen und für weitere 5-7 Minuten braten, bis das Gemüse weich ist.

Die mediterrane Hähnchenpfanne auf einem Teller anrichten und servieren.

Nährwertangaben (pro Portion):

Kalorien: 280 kcal

Protein: 32 g

Fett: 12 g

Kohlenhydrate: 10 g

Ballaststoffe: 4 g

Zucker: 3 g

Gedünstete Seezunge mit Gemüse

Zutaten:

150 g Seezungenfilet
1 Handvoll Spinat
1 Handvoll Zucchini, in Scheiben geschnitten
1 Handvoll Kirschtomaten, halbiert
1 EL Olivenöl
1 Knoblauchzehe, gehackt
Saft einer Zitrone
Salz und Pfeffer nach Geschmack

Zubereitung:

Die Seezunge mit Salz, Pfeffer und Zitronensaft würzen.
In einer Pfanne das Olivenöl erhitzen und den gehackten Knoblauch darin anschwitzen.
Die Seezunge in die Pfanne geben und von beiden Seiten für ca. 4-5 Minuten braten, bis sie durchgegart ist.
Den Spinat, die geschnittenen Zucchini und die halbierten Kirschtomaten hinzufügen und für weitere 2-3 Minuten dünsten, bis der Spinat zusammenfällt und das Gemüse weich ist.
Die gedünstete Seezunge mit Gemüse auf einem Teller anrichten und servieren.
Nährwertangaben (pro Portion):
Kalorien: 270 kcal
Protein: 28 g
Fett: 10 g
Kohlenhydrate: 14 g
Ballaststoffe: 5 g
Zucker: 3 g

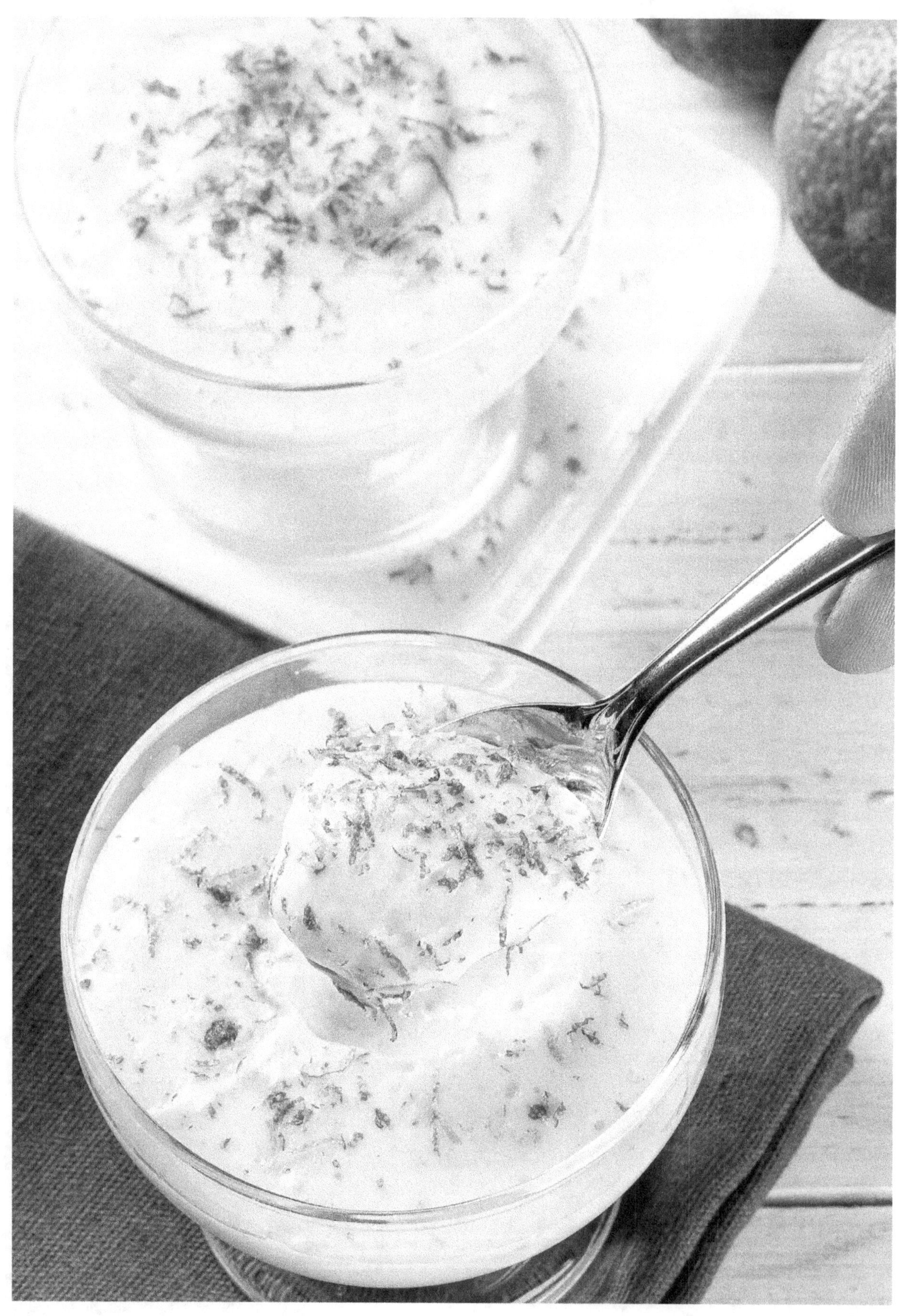

Zuckerfreies Dessert

Gebackene Äpfel mit Zimt

Zutaten:

1 großer Apfel
1 TL Zimt
1 TL Stelvia (oder ein anderer
Zuckerersatzstoff)
1 EL gehackte Walnüsse
1 TL geschmolzene Butter

Zubereitung:

Den Ofen auf 180°C vorheizen.
Den Apfel waschen, entkernen
und in dünne Scheiben schneiden.
Die Apfelscheiben in eine
Auflaufform geben und mit Zimt
und Stelvia bestreuen.
Die gehackten Walnüsse über die
Äpfel streuen und mit
geschmolzener Butter beträufeln.
Die Auflaufform für 20-25
Minuten backen, bis die Äpfel
weich sind.
Die gebackenen Äpfel warm
servieren.
Nährwertangaben (pro Portion):
Kalorien: 120 kcal
Protein: 1 g
Fett: 5 g
Kohlenhydrate: 20 g
Ballaststoffe: 4 g
Zucker: 12 g

Griechischer Joghurt mit Beeren und Mandeln

Zutaten:

150 g griechischer Joghurt
(fettarm)
50 g gemischte Beeren (z. B.
Himbeeren, Blaubeeren)
1 TL Stelvia (oder ein anderer
Zuckerersatzstoff)
1 EL gehackte Mandeln

Zubereitung:

Den griechischen Joghurt in eine
Schüssel geben.
Die gemischten Beeren darüber
verteilen.
Mit Stelvia bestreuen und mit
gehackten Mandeln garnieren.
Sofort servieren.
Nährwertangaben (pro Portion):
Kalorien: 120 kcal
Protein: 8 g
Fett: 5 g
Kohlenhydrate: 10 g
Ballaststoffe: 3 g
Zucker: 6 g

Chia-Pudding mit Kokosmilch

Zutaten:

2 EL Chiasamen
150 ml ungesüßte Kokosmilch
1 TL Vanilleextrakt
1 TL Stelvia (oder ein anderer
Zuckerersatzstoff)
Frische Beeren zum Garnieren

Zubereitung:

Die Chiasamen, Kokosmilch,
Vanilleextrakt und Stelvia in einer
Schüssel verrühren.
Die Schüssel abdecken und über
Nacht im Kühlschrank ruhen
lassen, damit der Pudding fest
wird.
Den Chia-Pudding in Gläser füllen
und mit frischen Beeren
garnieren.
Sofort servieren.
Nährwertangaben (pro Portion):
Kalorien: 150 kcal
Protein: 4 g
Fett: 10 g
Kohlenhydrate: 10 g
Ballaststoffe: 6 g
Zucker: 2 g

Avocado-Schokoladen-Mousse

Zutaten:

1 reife Avocado
2 EL ungesüßtes Kakaopulver
1 TL Vanilleextrakt
1 TL Stelvia (oder ein anderer
Zuckerersatzstoff)
Eine Prise Salz

Zubereitung:

Die Avocado halbieren, den Kern
entfernen und das Fruchtfleisch
mit einem Löffel herausnehmen.
Das Avocado-Fruchtfleisch
zusammen mit Kakaopulver,
Vanilleextrakt, Stelvia und einer
Prise Salz in einen Mixer geben.
Alles gut mixen, bis eine cremige
Mousse entsteht.
Die Avocado-Schokoladen-Mousse
in Schüsseln füllen und gekühlt
servieren.
Nährwertangaben (pro Portion):
Kalorien: 180 kcal
Protein: 3 g
Fett: 15 g
Kohlenhydrate: 10 g
Ballaststoffe: 7 g
Zucker: 1 g

Zitronen-Ingwer-Joghurt

Zutaten:

150 g fettarmer Joghurt
Saft einer halben Zitrone
1 TL geriebener Ingwer
1 TL Stelvia (oder ein anderer
Zuckerersatzstoff)
Frische Minze zum Garnieren

Zubereitung:

Den Joghurt in eine Schüssel geben und mit Zitronensaft, geriebenem Ingwer und Stelvia verrühren.

Die Mischung in Gläser füllen und mit frischer Minze garnieren. Sofort servieren oder im Kühlschrank kalt stellen.

Nährwertangaben (pro Portion):

Kalorien: 90 kcal

Protein: 5 g

Fett: 2 g

Kohlenhydrate: 12 g

Ballaststoffe: 3 g

Zucker: 6 g

Dunkle Schokoladen-Mandelriegel

Zutaten:

30 g dunkle Schokolade (über 70% Kakaoanteil)

15 g Mandeln, gehackt

1 TL Stelvia (oder ein anderer Zuckerersatzstoff)

1 TL kohlenhydratarmes Mehl

Zubereitung:

Die dunkle Schokolade über einem Wasserbad schmelzen.

Gehackte Mandeln, Stelvia und kohlenhydratarmes Mehl zur geschmolzenen Schokolade geben und gut vermischen.

Die Mischung in eine kleine Form gießen und glatt streichen.

Für etwa 1 Stunde im Kühlschrank aushärten lassen, bis die Riegel fest sind.

Die Riegel in Stücke schneiden und servieren.

Nährwertangaben (pro Portion):

Kalorien: 90 kcal

Protein: 2 g

Fett: 7 g

Kohlenhydrate: 5 g

Ballaststoffe: 2 g

Zucker: 1 g

Zitronen-Mohn-Muffins

Zutaten:

50 g kohlenhydratarmes Mehl

1 TL Backpulver

1 Ei

Saft und Schale einer halben Zitrone

1 TL Stelvia (oder ein anderer Zuckerersatzstoff)

1 TL Mohnsamen

Zubereitung:

Den Ofen auf 180°C vorheizen und Muffinförmchen in eine Muffinform setzen.

In einer Schüssel das kohlenhydratarme Mehl mit Backpulver vermischen.

Das Ei, den Zitronensaft, die Zitronenschale, Stelvia und

Mohnsamen hinzufügen und zu einem Teig vermengen.
Den Teig gleichmäßig auf die Muffinförmchen verteilen.
Die Muffins für 15-20 Minuten backen, bis sie goldbraun sind.
Aus dem Ofen nehmen und abkühlen lassen, bevor sie serviert werden.
Nährwertangaben (pro Muffin):
Kalorien: 70 kcal
Protein: 3 g
Fett: 4 g
Kohlenhydrate: 5 g
Ballaststoffe: 2 g
Zucker: 1 g

Himbeer-Kokos-Eis

Zutaten:

100 g gefrorene Himbeeren
50 ml ungesüßte Kokosmilch
1 TL Stelvia (oder ein anderer Zuckerersatzstoff)
1 TL Vanilleextrakt

Zubereitung:

Die gefrorenen Himbeeren, Kokosmilch, Stelvia und Vanilleextrakt in einen Mixer geben.
Alles gut mixen, bis eine cremige Eismasse entsteht.

Das Himbeer-Kokos-Eis sofort servieren oder in einem Behälter einfrieren, um es später zu genießen.
Nährwertangaben (pro Portion):
Kalorien: 60 kcal
Protein: 1 g
Fett: 4 g
Kohlenhydrate: 6 g
Ballaststoffe: 3 g
Zucker: 2 g

Erdnussbutter-Proteinriegel

Zutaten:

30 g Erdnussbutter (ohne Zuckerzusatz)
20 g Proteinpulver (geschmacksneutral oder Vanille)
1 TL Stelvia (oder ein anderer Zuckerersatzstoff)
1 TL kohlenhydratarmes Mehl

Zubereitung:

Die Erdnussbutter, Proteinpulver, Stelvia und kohlenhydratarmes Mehl in einer Schüssel vermischen, bis ein Teig entsteht.
Den Teig in eine kleine Form geben und glatt streichen.
Für etwa 1 Stunde im Kühlschrank aushärten lassen.
Die festen Riegel aus der Form nehmen und in Stücke schneiden.
Die Erdnussbutter-Proteinriegel servieren oder luftdicht verpacken, um sie aufzubewahren.

Nährwertangaben (pro Portion):
Kalorien: 120 kcal
Protein: 8 g
Fett: 6 g
Kohlenhydrate: 6 g
Ballaststoffe: 2 g
Zucker: 1 g

Avocado-Schokoladen-Mousse

Zutaten:

1 reife Avocado
2 EL ungesüßtes Kakaopulver
1 TL Vanilleextrakt
1 TL Stelvia (oder ein anderer Zuckerersatzstoff)

Zubereitung:

Das Fruchtfleisch der Avocado auslöffeln und zusammen mit Kakaopulver, Vanilleextrakt und Stelvia in einen Mixer geben.
Alles zu einer cremigen Mousse mixen.
Die Avocado-Schokoladen-Mousse in Gläser füllen und im Kühlschrank mindestens 30 Minuten lang kalt stellen.
Vor dem Servieren nach Belieben mit gehackten Nüssen oder Beeren garnieren.
Nährwertangaben (pro Portion):
Kalorien: 110 kcal
Protein: 2 g
Fett: 9 g
Kohlenhydrate: 7 g

Ballaststoffe: 4 g
Zucker: 1 g

Kokos-Chia-Pudding

Zutaten:

2 EL Chiasamen
100 ml ungesüßte Kokosmilch
1 TL Stelvia (oder ein anderer Zuckerersatzstoff)
Frische Beeren zum Garnieren

Zubereitung:

Die Chiasamen und Kokosmilch in einer Schüssel vermengen.
Stelvia hinzufügen und gut umrühren, um sicherzustellen, dass sich der Zuckerersatzstoff vollständig auflöst.
Die Mischung für mindestens 2 Stunden oder über Nacht im Kühlschrank quellen lassen, bis ein puddingähnliche Konsistenz entsteht.
Vor dem Servieren mit frischen Beeren garnieren.
Nährwertangaben (pro Portion):
Kalorien: 120 kcal
Protein: 3 g
Fett: 7 g
Kohlenhydrate: 8 g
Ballaststoffe: 6 g
Zucker: 1 g

Mandelbutter-Kekse

Zutaten:
30 g Mandelmehl
20 g Mandelbutter (ohne Zuckerzusatz)
1 TL Stelvia (oder ein anderer Zuckerersatzstoff)
1 TL Vanilleextrakt

Zubereitung:
Den Ofen auf 180°C vorheizen und ein Backblech mit Backpapier auslegen.

Mandelmehl, Mandelbutter, Stelvia und Vanilleextrakt in einer Schüssel vermischen, bis ein Teig entsteht.

Den Teig zu kleinen Kugeln formen und auf das Backblech legen.

Die Kugeln mit einer Gabel flach drücken, um Kekse zu formen.

Die Mandelbutter-Kekse für 10-12 Minuten backen, bis sie goldbraun sind.

Aus dem Ofen nehmen und abkühlen lassen, bevor sie serviert werden.

Nährwertangaben (pro Keks):
Kalorien: 60 kcal
Protein: 3 g
Fett: 5 g
Kohlenhydrate: 3 g
Ballaststoffe: 2 g
Zucker: 0 g

Beeren-Joghurt-Smoothie

Zutaten:
100 g Beerenmischung (z.B. Erdbeeren, Himbeeren, Blaubeeren)
100 g fettarmer griechischer Joghurt
50 ml ungesüßte Mandelmilch
1 TL Stelvia (oder ein anderer Zuckerersatzstoff)
1 TL Zitronensaft

Zubereitung:
Alle Zutaten in einen Mixer geben und zu einem cremigen Smoothie mixen.

Bei Bedarf mehr Mandelmilch hinzufügen, um die gewünschte Konsistenz zu erreichen.

In ein Glas gießen und sofort servieren.

Nährwertangaben (pro Portion):
Kalorien: 80 kcal
Protein: 5 g
Fett: 2 g
Kohlenhydrate: 10 g
Ballaststoffe: 4 g
Zucker: 4 g

Schlußfolgerungen

In diesem Kochbuch haben wir eine Vielzahl von Rezepten für Menschen mit Typ-2-Diabetes zusammengestellt, die nicht nur gesund, sondern auch köstlich sind. Durch die Auswahl sorgfältig ausgewählter Zutaten und die Berücksichtigung der Nährstoffzusammensetzung haben wir Mahlzeiten entwickelt, die dazu beitragen können, Blutzuckerspitzen zu vermeiden und eine stabile Energieversorgung zu gewährleisten.

Die Rezepte reichen von herzhaften Gerichten über erfrischende Smoothies bis hin zu verlockenden Desserts, die alle darauf abzielen, den Gaumen zu verwöhnen und gleichzeitig die Gesundheit zu fördern.

Wir hoffen, dass dieses Kochbuch Ihnen dabei helfen wird, Ihren Speiseplan zu variieren und neue, diabetesfreundliche Gerichte zu entdecken, die Sie genießen können. Denken Sie daran, dass eine ausgewogene Ernährung und regelmäßige Bewegung entscheidend sind, um Ihren Blutzuckerspiegel zu kontrollieren und Ihre Gesundheit zu erhalten.

Genießen Sie Ihre Mahlzeiten und bleiben Sie gesund!